阴道镜图谱

YINDAOJING TUPU

（第3版）

郑 英 刘玉玲◎主 编
张东亚 赵 虎 陈 慧◎副主编

河南科学技术出版社

·郑州·

内 容 提 要

  本书系统地对阴道镜检查做了介绍，包括阴道镜新术语的解读，阴道镜基本知识、操作方法、适应证及临床应用价值。特别是由于疾病谱的改变及电子阴道镜的广泛应用，阴道镜检查的作用愈来愈被妇产科医生重视和认可。

  本书精选彩色照片180余幅。又特别增加了一批电子阴道镜图片，其中既有正常的阴道镜图像，又有各种异常的阴道镜图像，还包括一些罕见病例的阴道镜图像，图文并茂。对初学者及资深的妇产科临床医生都有较大的参考价值，是一本实用性很强的工具书。

图书在版编目（CIP）数据

阴道镜图谱/郑英，刘玉玲主编.—3版.—郑州：河南科学技术出版社，2017.1（2018.3重印）
 ISBN 978-7-5349-8314-6

 Ⅰ.①阴… Ⅱ.①郑…②刘… Ⅲ.①阴道镜检-图谱
Ⅳ.①R711.730.4-64

中国版本图书馆CIP数据核字（2016）第234734号

出版发行：河南科学技术出版社
    地址：郑州市经五路66号 邮编：450002
    电话：（0371）65737028 65788627
    网址：www.hnstp.cn
策划编辑：马艳茹
责任编辑：李 林
责任校对：柯 姣
封面设计：张 伟
版式设计：孙 嵩
责任印制：朱 飞
印 刷：河南瑞之光印刷股份有限公司
经 销：全国新华书店
幅面尺寸：185 mm×260 mm 印张：9.5 字数：188千字
版 次：2017年1月第3版 2018年3月第2次印刷
定 价：198.00元

如发现印、装质量问题，影响阅读，请与出版社联系并调换。

作者简介

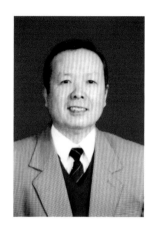

郑英，男，郑州大学第二附属医院妇产科教授、主任医师、硕士研究生导师。1963年毕业于河南医学院医学系，毕业后留校从事妇产科临床、教学、科研工作至今。曾担任《中国实用妇科与产科杂志》常务编委、《现代妇产科进展》和《河南肿瘤学杂志》编委、中华医学会河南分会委员、河南省抗癌协会妇科肿瘤委员会副主任。

科研方向为妇科肿瘤，重点研究方向为子宫颈癌病因及手术方法改进；卵巢癌化疗、手术；滋养细胞肿瘤化疗方案改进。独创的经内踝上集合淋巴管盆腔淋巴造影术，不仅容易操作，还大大缩短了手术时间。在国内率先开展了年轻子宫颈癌患者卵巢移植术和卵巢移位术，取得了很好的效果并在国内推广应用；同时，还对胎儿卵巢移植的基础理论和可行性进行了深入细致的研究，为胎儿卵巢移植奠定了理论基础。郑英设计的治疗滋养细胞肿瘤的VCM方案具有效果好、显效快、不良反应小、费用低等优点，深受患者欢迎。近年来的研究方向是子宫颈癌的年轻化趋势，特别是HPV（人乳头瘤病毒）感染与宫颈癌的关系研究，首先在国内参与研究出了HPV基因片，获得河南省科技进步二等奖并取得国家专利。郑英对细胞学检查和阴道镜检查倾注了很多精力，并积累了丰富的临床经验和许多珍贵的图片资料。先后举办了十余期细胞学学习班，培养了一批阴道脱落细胞学专业人员。1998年出版了国内第一部内容比较详尽、图片真实完美的《阴道镜图谱》。

多年来承担有雌酮水平与子宫颈癌病因、脐血干细胞治疗妇科肿瘤、HPV基因芯片研究等多项科研课题，获河南省科技进步二等奖四项、三等奖七项。出版《阴道镜图谱》《妇产科病最新治疗》《宫颈疾病》等五部专著。在国家级及省级杂志发表论文五十余篇。

作者简介

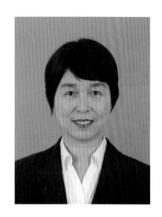

刘玉玲，郑州大学第二附属医院妇产科副主任，妇科门诊主任，主任医师，博士研究生导师。

擅长人乳头瘤病毒感染、尖锐湿疣、子宫颈癌早诊早治、女性生殖道感染、妇科肿瘤、计划生育、不孕不育、盆底功能障碍性疾病等妇科疾病的诊治。

刘玉玲是中国优生科学协会阴道镜及宫颈病理学分会（CSCCP）常委，全国子宫颈癌防治协作组委员，河南省子宫颈癌防治中心主任，河南省医学会妇产科分会第一届生育健康学组组长，河南省医学会妇科肿瘤分会阴道镜及宫颈病理学组组长，河南省医学会妇产科分会常委，河南省医学会妇产科肿瘤分会委员。出版专著《阴道镜图谱》《宫颈/阴道液基细胞学图谱》《宫颈病变三阶梯诊断技术》。2008年获国家发明专利一项，先后获得河南省科技成果奖多项，河南省卫生厅、教育厅科技成果奖及河南省科协科普奖多项。

2003年获郑州市抗非典先进工作者称号；2008年获河南省五一劳动奖章；2009年获河南省三八红旗手、河南省巾帼建功标兵称号；2010年获河南省卫生科技中青年创新人才的称号；2011年获中华全国妇女联合会"母亲健康快车"先进个人、河南省妇女儿童维权工作先进个人的称号；2013年获郑州市奉献卫生事业三十年先进工作者标兵称号；2014年获郑州市十大科技女杰、郑州市三八红旗手称号。

2004年河南省子宫颈癌防治中心在郑州大学第二附属医院挂牌成立，刘玉玲任中心主任，近10余年来多次组织举办国家级、省级继续教育项目"河南省宫颈病变规范化诊治研讨会"，在河南省多个地市进行子宫颈癌规范化早诊早治技术讲座，在全省范围内培训医务人员。

在中国癌症基金会的资助下，2006年以来，连续12年在河南省组织举办"三八"妇女节全国子宫颈癌、乳腺癌防治大型公益活动，为环卫工人、下岗女工、进城务工人员、残疾妇女免费进行子宫颈癌、乳腺癌筛查及健康教育讲座，取得了良好的经济效益及社会效益。其所带领的团队获中国癌症基金会杰出贡献奖、中国妇女发展基金会PAC（流产后关爱）项目突出贡献奖，为提高广大妇女健康水平做出了较大贡献。

第3版前言

　　阴道镜的临床应用已有近百年的历史，随着医疗技术和设备的飞速发展，阴道镜设计和功能也日臻完善。老式光学阴道镜已逐渐退出历史舞台，取而代之的电子阴道镜应运而生，并迅速在国内外得到普及和应用。

　　电子阴道镜的最大优势是把观察的图像放大在显示器上，并具有录像和远距离传送的功能，不仅适合于小范围教学示教，也适用于大型讲课与演示。阴道镜同时配有计算机和彩色打印机，可以迅速打印出检查结果，极大地满足和方便了医生与患者需求。除此而外，它还同时具有图像储存和编辑功能，并可通过搜索功能随时查调出所需要的图像。随着光电一体阴道镜的问世，极大地满足了有更高需求的医院使用。

　　近年来，由于人乳头瘤病毒（HPV）的迅速传播，子宫颈上皮内瘤变的发病率也有上升趋势。现在妇产科医生经常面临的一个问题是患者的子宫颈液基细胞学检查异常，但医生肉眼观察子宫颈表面光滑，难以确定活检部位，这时就需要在阴道镜指导下活检，才能大大提高活检阳性率。

　　阴道镜检查主要是观察子宫颈表面血管和上皮的改变，妇产科医生欲掌握阴道镜检查，必须能识别正常和异常的阴道镜图像。这些千变万化的图像很难单纯用文字做出准确的描述，因此就需要一部图像清晰、色彩真实、病材丰富、文字描述准确的阴道镜图谱。

　　2008年我们出版了第2版《阴道镜图谱》，深受广大读者的欢迎。随着医学事业的飞速发展，涌现出一些新观念、新技术，阴道镜技术也得以长足发展。2011年，国际子宫颈病理与阴道镜联盟（IFCPC）公布了新的阴道镜术语，并建议要逐步取代既往的术语。因此，为满足广大读者的需要，我们决定再版《阴道镜图谱》。第3版《阴道镜图谱》不仅增加了新的术语解读，还更新、增加了一些新的图片，在排版格式上也做了调整，使其更适合现代读者的需求。

　　由于水平所限，若书中存在不当或疏漏之处，承望妇产科同道指正。

作者
2016年4月

第2版前言

  阴道镜的临床应用已有八十多年的历史,随着医学诊断技术的进步和科学的飞速发展,阴道镜的设计及功能也日臻完善。新式阴道镜从图像的清晰度、操作的灵巧性,以及摄像装置的先进性、精密性都比老式阴道镜有较大改进。特别是20世纪90年代以后,电子阴道镜已在国内普遍推广应用,使阴道镜的临床应用又迈上了一个新台阶。电子阴道镜的优点在于它能把图像放大在显示器上,有些型号的电子阴道镜还具备录像和远距离传输功能,特别适合于教学示教,同时它还具有图像储存、编辑功能,也可通过搜索功能随时查调出你所需要的图像。它配有计算机及彩色打印机,可以很方便地打印出附有彩图的病例报告,便于患者保存。为了弥补电子阴道镜成像方面的一些缺陷,现在又生产出了光电一体的阴道镜,可以满足有更高需求的医院使用。时至今日,阴道镜技术对外阴、阴道、宫颈部位病变的诊断和认定,仍为一种比较理想的、方便易行的检查手段。

  阴道镜检查对诊断外阴、阴道、宫颈肿瘤具有重要价值,尤其是脱落细胞学检查阳性,但肉眼观察又难以确定的可疑病变区及活检部位,在阴道镜指导下活检可大大提高阳性率。由于宫颈癌的年轻化趋势明显增加,早期发现和治疗宫颈上皮内瘤变是摆在妇产科医生面前的重要任务。细胞学检查配合阴道镜检查,对宫颈上皮内瘤变和早期宫颈癌的诊断实为一比较理想的方法。特别是近年来对阴道镜图像的认识有了较大提高,通过阴道镜检查已能对病变性质做出初步判断,提高了早期发现率。

  阴道镜检查是通过观察病变部位血管及上皮的形态学改变而做出诊断的,欲掌握阴道镜检查,首先必须能识别正常的和异常的阴道镜图像,而这些千变万化的图像很难用文字做出准确的描述。因此,一本理想的阴道镜图谱,对各种正常、异常阴道镜图像进行观察分析,将有助于迅速掌握这一检查方法,是初学者必备的工具书。

  1998年我们出版了《阴道镜图谱》一书,深受妇产科医生的欢迎,对阴道镜的推广应用起到了一定作用。但随着阴道镜技术的不断更新和疾病谱的改变,我们觉得有必要对图书内容进行更新和补充。修订版增添了一些新的内容,同时又增加了一些电子阴道镜图像。本书共分6章,除介绍阴道镜检查的基本知识外,同时对阴道镜检查常遇到的各种疾病做了简要叙述,其中也包括作者多年的经验体会。书中共精选各种彩色照片170余幅,全部照片都是我们在工作中亲自拍摄的,其中既有正常的阴道镜图像,也有各种异常的阴道镜图像,个中不乏一些罕见的、难得的图像,力争做到深入浅出,图文并茂。

　　本图谱主要供妇产科医生学习阴道镜时使用，既照顾到初学的青年医生，也希望能对一直从事阴道镜工作的资深医生有一定帮助。鉴于我们水平所限，在文字的描述或图像的取舍方面，难免有不当或疏漏之处，诚望妇产科同道雅正。

作者

2008年2月

第1版前言

  阴道镜的临床应用已有七十多年的历史，随着医学诊断技术的进步和科学的飞速发展，阴道镜的设计及功能也日臻完善。新式阴道镜从图像的清晰度、操作的灵巧性以及摄像装置的先进性、精密性都比老式阴道镜有较大改进。时至今日，阴道镜技术对外阴、阴道、宫颈部位病变的诊断和认定，仍不失为一种比较理想的、方便易行的检查手段。

  阴道镜检查对诊断外阴、阴道、宫颈肿瘤具有重要价值，尤其是脱落细胞学检查阳性，但肉眼观察又难以确定的可疑病变区及活检部位，在阴道镜指导下活检可大大提高阳性率。细胞学检查配合阴道镜检查，对宫颈上皮内瘤变和早期宫颈癌的诊断实为一比较理想的方法。

  阴道镜检查是通过观察病变部位血管及上皮的形态学改变而做出诊断的，欲掌握阴道镜检查，首先必须能识别正常的和异常的阴道镜图像，而这些千变万化的图像很难用文字做出准确的描述。因此，一本理想的阴道镜图谱，对各种正常、异常阴道镜图像进行观察分析，将有助于迅速掌握这一检查方法，是初学者必备的工具书。

  图谱共分6章，除介绍阴道镜检查的基本知识外，同时对阴道镜检查常遇到的各种疾病作了简要叙述，其中也包括作者多年的经验体会。书中共精选各种彩色照片179幅，全部照片都是我们在工作中亲自拍摄的，其中既有正常的阴道镜图像，也有各种异常阴道镜图像，个中不乏一些罕见的、难得的图像，力争做到深入浅出，图文并茂。

  本图谱主要供妇产科医生学习阴道镜时使用，既照顾到初学的青年医生，也希望能对一直从事阴道镜工作的资深医生有一定帮助。鉴于我们水平所限，在文字的描述或图像的取舍方面，难免有不当或疏漏之处，诚望妇产科同道雅正。

作者
1997年10月

目录

第一章
阴道镜简介

第一节　阴道镜的构造与性能

　　阴道镜的临床应用已有近百年的历史，最初是使用放大镜检查子宫颈，以后一些光学仪器厂纷纷开始研制阴道镜，但是制造的都比较简单，如配一个简单支架的单目阴道镜。随着光学仪器的发展，阴道镜的功能也日臻完善，单目镜变成双目镜，放大倍数可调节。为了方便教学，有些阴道镜侧旁专门设置了教学镜，可以两人同时观察一个视野。后来，为了满足保存医学档案的需要，阴道镜上又增添了照相设备，开始使用的是135胶卷，拍完后统一冲洗，但不方便临床工作。由于照相器材的进步，有些阴道镜又改装了一次成像型照相机，当时便可取出所摄的彩色照片，大大方便了医生和患者。日本奥林巴斯（Olympus）公司生产的OCS-Ⅱ型阴道镜具有变焦功能，确保了整个变焦范围内图像清晰，并采用了冷光源玻璃纤维导光方式，被观察部位不会发热或干燥。镜体设计也很轻便，使操作更为轻松、准确。20世纪70年代我们和郑州光学仪器厂合作率先将摄像系统应用于阴道镜，生产出了YSD-Ⅲ型阴道镜，它可将阴道镜图像通过摄录像系统显示在电视机屏幕上，它实质上是国内第一台电子阴道镜，但由于当时种种原因未能大量开发推广应用。1993年美国Welch Allgn公司首次推出了威龙电子阴道镜，它有别于传统的光学阴道镜，取消了目镜，医生只需借助于大屏幕显示器即可完成对病灶的观察，突破了光学阴道镜只能单人靠目镜观察、易操作疲劳、检查速度慢、图像采集和打印困难、不易于交流等局限，具有操作简便灵活，能对观察的图像进行采集、存储、分析、打印和病例管理等优点。近年来国内电子阴道镜发展迅速，并推出了光电一体阴道镜，使二者有机结合为一体，大大方便了操作。

一、光学阴道镜的基本结构

　　虽然目前市场上有各种型号的阴道镜，但其基本结构都大同小异，光学阴道镜的基本结构包括放大镜、支架、电源三部分。

1.放大镜

　　不同型号的阴道镜其放大倍数也不尽相同，一般有10×、16×、24×等可调节的放大倍数。奥林巴斯OCS-Ⅱ型阴道镜的镜头具有变焦功能，在变焦范围内能使不同放大倍数的图像清晰可见。视野广阔，影像清晰是其特点。阴道镜都配有红、绿两色滤光片，使用绿色滤光片时光线柔和，红色滤光片背景全呈红色，适合于观察血管的形态及收缩功能。

　　双目阴道镜目镜距离可以在50～80 mm之间调节，为了适应观察者双目不同的屈光度，左右目镜均可单独调整屈光度，其调节范围一般为±4个视度。

　　镜头的俯仰由一个手柄来完成，通过控制手柄使镜头俯仰达到满意的观察角度。镜头侧旁安装有调焦螺旋，转动螺旋可调整焦距，使图像更加清晰。

比较好的阴道镜在镜头的后方或侧旁安装有照相机设备。

2. 支架

不同型号的阴道镜，其支架设计千差万别，老式的阴道镜支架比较笨重，移动不灵活。理想的支架应结构简单、操作灵活、平衡稳定、移动方便。

新型的阴道镜底座安装有四个万向轮，前后左右推动都很方便。支架的纵轴上，利用杠杆原理安装一可上下移动的横臂，横臂一端为镜头，另一端为保持平衡的重锤，操纵者可以很方便地使镜头升高或下降，以适应不同的观察高度。

3. 光源

阴道镜为放大镜，需要一个理想的光源提供照明亮度，光源的输入电压一般为220 V，输出电压为8~12 V，照明所用的灯泡为50~100 W的卤灯。老式阴道镜的光源设计在放大镜的后方，由于卤灯工作时产生高温，所以在其后方都安装有微型电风扇，以降低局部温度。新型阴道镜采用了冷光源，光源位置在远离镜头的支架下方，通过光导纤维把光线输送到放大镜，因此被观察部位不发热。

二、电子阴道镜的基本结构

有关其基本结构，兹以北京四维赛洋科技有限公司生产的VIZ-YD型光学电子阴道镜为例介绍如下（图1-1、图1-2）。

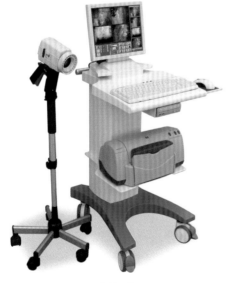

图1-1
北京四维赛洋VIZ-YD电子阴道镜。

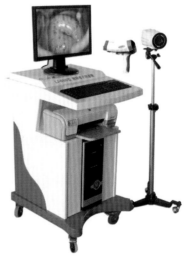

图1-2
北京四维赛洋VIZ-YD悬臂光电阴道镜。

1.支架

支架底盘采用四轮定位和铅底座。

2.光源

光源采用250 W氙灯冷光源光纤照明，配有绿色滤光片，可通过紫外光和提高影像对比度，直接观察子宫颈表面异型血管更加清晰。

3.物镜

物镜采用日本奥林巴斯消色差镜片，工作范围300 mm；带微调焦功能。可根据医生手臂长度来选择合适的物镜。

4.摄像部分

摄像部分具备1/3电荷耦合器件（CCD），520线，200万像素，微电脑控制自动白平衡、色彩饱和度等特征。

5.目镜

目镜由两个带眼罩的放大镜组成。

6.调焦

VIZ-YD光学电子阴道镜是可调焦的光学阴道镜，具有连续变倍的特点。

7.云台

原装三维云台，配备阻尼结构。

8.升降器

平行四边形互动升降器。

第二节　　阴道镜检查所用的器械及药品

一、窥器

阴道镜检查时，最常观察的部位是子宫颈。由于被检查者年龄、身高、胖瘦的差别很大，因此欲满意地暴露子宫颈，应准备不同型号的窥器。身材高、肥胖、阴道壁松弛的患者，应使用大号窥器；身材瘦小或已绝经的患者，要选用中、小号窥器。选用的窥器应符合视野宽阔这一原则，使子宫颈能被充分暴露而阴道壁又不向内突出，这样才便于观察、摄像和手术操作。

金属窥器光洁度好，使用方便，但其缺点是反光性强，影响拍照，常常使所拍出照片出现一些强的反光斑，影响照片质量，使原本非常理想的一张照片出现缺憾，令人惋惜。如阴道窥器的内侧面能被镀成暗色，观察和照相效果会非常理想。

目前很多医院都使用一次性塑料窥器，其优点是价格便宜，可以避免交叉感染。但一次性窥器暴露的视野不够宽阔，反光虽不如金属窥器强，但也有一定反光性。

对一些十分肥胖、阴道壁非常松弛的患者，即使使用宽大的大号窥器也不能满意地暴露子宫颈，需要使用上下侧方都能扩开的四叶拉钩。

　　有些患者病变在子宫颈管内，我们设计了一种子宫颈管扩张器，可充分暴露子宫颈管内病变，进行满意的观察和手术操作。至于一些幼女需要进行阴道镜检查时，可借助耳鼻喉科的器械，如鼻镜等。

二、试药

　　在行阴道镜检查时，为了区分鳞状上皮或柱状上皮、区分正常上皮与炎症或恶变，常常借助于3%醋酸溶液和碘溶液。

1.3%醋酸溶液

纯冰醋酸 3 mL，蒸馏水 97 mL。

储存于密封性能良好的棕色玻璃瓶内备用。

2.碘溶液

碘 1 g，碘化钾 2 g，蒸馏水 100 mL。

储存于密封良好的棕色玻璃瓶内备用。

3.40%三氯醋酸溶液

纯三氯醋酸 40 mL，蒸馏水 60 mL。

三氯醋酸主要用于治疗较小的尖锐湿疣病灶，对假性湿疣效果更好。

三、辅助器械及物品

1.活检钳

　　活检钳主要用于可疑病变部位钳取活体组织送病理检查。活检钳的长度在26 cm左右，操作起来比较方便。活切钳刀锋应锐利，以能切取2～3 mm组织块为度，切取过多易引起不必要的过多出血。

2.宫颈钳

　　宫颈钳长度应在26 cm左右，头部呈鼠齿状，主要用于子宫颈过硬、韧和光滑的患者，在活检时起牵拉、固定作用。

3.长弯钳

　　长弯钳长度26 cm左右，用于摘取子宫颈息肉或小的黏膜下肌瘤。

4.阴道脱落细胞检查用品

　　阴道脱落细胞检查用品包括刮板、刻有编号的玻片、用于固定标本的玻片缸或液基细胞取材用品。

第三节　阴道镜检查的适应证及临床价值

一、阴道镜检查的适应证

　　（1）阴道脱落细胞学涂片检查巴氏三级以上或描述性宫颈细胞诊断报告方式（the Bethesda Sysem，TBS）报告为不典型鳞状上皮细胞（ASC）、低度鳞状上皮内病变（LSIL）、高度鳞状上皮内病变（HSIL）或人乳头瘤病毒（HPV）检测阳性。

　　（2）细胞学检查虽然阴性，但肉眼观察疑癌。

（3）长期按宫颈炎治疗，但效果不好者。

（4）肉眼观察难以确定病变的细微外形结构，需在阴道镜下放大倍数观察的病变。

（5）子宫颈癌手术前，需在阴道镜下确定病变波及的部位，指导手术应切除的范围。

二、阴道镜检查的临床价值

阴道镜检查目前已成为妇科防癌检查的常用手段。由于其操作方便，患者无痛苦，无交叉感染，且可提供可靠的活检部位，并可及时拍摄照片，保存有价值的临床资料，因而决定了它今后仍然有推广应用价值。

阴道镜是一种临床检查方法，其主要功能是将欲观察的病变部位放大10～30倍，用来观察病变部位的血管和上皮改变。但由于放大倍数有限，它不能观察到细胞的细微结构，只能观察由病变引起的局部形态学改变。所以它只能提供可疑病变部位，而不能作为确定病变性质的诊断手段。但是，随着对阴道镜图像认识的提高、经验的积累，目前有经验的阴道镜医生已能够通过图像变化对病变性质做出初步判断，大大提高了早期发现率。特别是2002年在西班牙巴塞罗那召开的第11届国际子宫颈病理与阴道镜联盟（IFCPC）大会制定了新的阴道镜术语，它不仅对各种阴道镜术语做出了详细规定，还提出了高度鳞状上皮内病变和低度鳞状上皮内病变这两个术语，对阴道镜图像做出了客观和恰当的评估，使阴道镜医生的诊断更接近于病理诊断。

阴道脱落细胞学检查是一种实验室检查方法，通过对细胞的染色，在显微镜下可观察到细胞的形态学改变，以及细胞浆、细胞核的变化，从而判断细胞的病理改变程度，对细胞的性质可做出较准确的判断。由于脱落细胞是从可疑病变区收集到的标本，其所提供阳性线索有时比点状活检更有参考价值。

阴道脱落细胞检查、阴道镜检查和病理检查联合应用，即所谓三阶梯技术，具有非常重要的临床价值，对细胞学阳性患者，阴道镜检查可提供准确的活检部位，从而大大避免活检的盲目性，提高活检阳性率。对细胞学检查阳性、而肉眼观察下点状活检阴性的患者，阴道镜检查更具有重要意义。

第二章
子宫颈的组织学及解剖学

第一节　子宫颈的组织学

一、生殖器官的发生和分化

（一）内生殖器官的发生和分化

1.生殖腺的形成

生殖腺是指男性的睾丸和女性的卵巢而言。胚胎第5周时，尿生殖嵴内侧的腹膜上皮增殖变厚，称为生殖上皮。这一部分与外侧的中肾分开，原来的尿生殖嵴被分成内、外两部分。内侧的纵嵴叫生殖嵴，即生殖腺的起源地；外侧的纵嵴叫中肾嵴，是生殖管道的起源地。胚胎第6周，生殖嵴表面增厚的生殖上皮向生殖嵴深部增长深入，这时生殖腺尚不能区分是睾丸还是卵巢，称为无性别期的生殖腺。

如果胚胎向男性方面发育，原始的生殖腺就分化为睾丸；如果胚胎向女性方面发育，原始生殖腺则分化为卵巢。原始生殖腺分化为卵巢是在胚胎发育的第3个月。首先，生殖嵴开始形成一细长质块，逐渐变为一短而致密的器官，脱离背侧体壁成为卵巢。在胚胎4~5个月时，卵巢中已有不少始基卵泡形成，以后发展成为囊状卵泡。卵巢的皮质表面有一层白膜，白膜外面被覆一层来源于体腔的立方形上皮，称为生发上皮。

2.生殖管道的发生

无论男性或女性，在胚胎早期都发生一对中肾管及一对中肾旁管（也称米勒管），这两对管道将分别发育成男女生殖管道，称原始生殖管道。在很长的一段时间内，胚胎学家们认为阴道的胚胎发育是双重来源，即上段来自中肾旁管，下段来自尿生殖窦。20世纪30年代初有学者认为阴道的演变过程如下：在胚胎第9周时，中肾旁管末端合并之处称为窦结节（又称米勒结节），到达尿生殖窦的盆腔面，这时，在尿生殖窦的盆腔面便长出两个实质性球体，称为窦-阴道球，包绕着窦结节，以后窦结节增生，长度增加，形成阴道索。窦-阴道球亦增生，长度增加，形成阴道板，这样使子宫腔和生殖窦之间的距离增加，成为未来阴道的长度。自胚胎第11周起，阴道板和阴道索皆发生腔道化而形成阴道。此学说可用来解释很多阴道畸形发生的原因。例如，阴道上部纵隔是由于中肾旁管的不完全融合；阴道下部的闭锁是由于阴道球部的未管道化；阴道横膈是由于阴道索与阴道板的未贯通等。但是这种现象在人胚胎发育中尚未被证实。近年来，很多胚胎学家认为阴道是全部由尿生殖窦的窦-阴道球演变而来，当窦结节到达尿生殖窦盆腔面，窦-阴道球向头端增生，增长成为阴道板，是未来阴道的雏形。自胚胎第11周起阴道板之尾端开始腔道化，自下而上地进行，到胚胎第5个月时，整个阴道腔形成，在末端周围之阴道板部分腔道化后成为穹隆。阴道形成后，它和尿生殖窦之间被一薄片组织所分隔，这片组织即形成以后的处女膜，当处女膜的中间部分被吸收后，便形成处女膜孔，因此窦结节虽未参与阴道形成，但它还是在演变过程中起了诱导窦-阴道球演变的作用。

在胚胎发育至第6周时，两中肾管的外侧由体腔上皮向外壁中胚叶凹陷成纵沟，以后又合拢成管，称为中肾旁管。它的头端持续向体腔开放，以后形成输卵管伞端。它的尾部为实心芽，埋在中胚叶中。当中肾旁管生长时，实心芽出现管腔，管腔与头端相连，并绕过中肾管至它的内侧与对侧中肾旁管相遇并相互融合。中肾旁管纵行的上段和横走的中段演变为输卵管，左右中肾旁管汇合在一起的下段融合为一个管道，演变为子宫及阴道的穹隆部。融合的中肾旁管，在接触尿生殖窦处的管腔内充满上皮细胞，这些上皮细胞与中肾旁管内衬的上皮细胞相同。有一些来自尿生殖窦的上皮细胞，向后生长与中肾旁管上皮细胞汇合。这样结合的细胞团凸入尿生殖窦腔即成为窦结节，以后实心团中央出现腔道，连接阴道上部与泌尿生殖窦。中肾旁管的融合在早期是不完全的，两者之间有一个纵隔。以后纵隔消失而形成单个子宫-阴道管道，内衬来源于胚胎体腔上皮的立方形上皮。当中肾旁管在发育、融合以及纵隔的消失方面不正常时，可出现各种子宫畸形。

（二）外生殖器官的发育

在胚胎早期，中肾管与后肾管合并的公共排泄管进入后肠的尾端部分，这一部分的后肠，此时成为肠与泌尿部分共有的腔，称为穴肛。穴肛与外界相隔之处为穴肛膜。以后随着尿生殖膈的出现，把穴肛分为背腹两部分，背部为直肠，腹部为原始尿生殖窦，两者都来自内胚层。原始尿生殖窦在中肾进入的水平，划分为上下两部分，以后上部分发育为膀胱，下部分为尿生殖窦。后者又分为上下两部分，上部为盆腔部分，下部为初阴部分。

外生殖器由初阴部分演变而来，它在发育过程中经过性未分化的阶段。在这阶段中，有三个无性别的结构，它们都位于脐以下的腹部和尾部之间。

1.生殖结节

在穴肛膜的前方，生殖结节的尾侧正中线上有一条浅沟，称为尿管沟，基底部是尿生殖窦膜。

2.生殖隆突

生殖隆突或称阴唇-阴囊隆突，是生殖结节两侧的一对膨大结构。

3.尿道褶

尿道褶是尿道沟两侧的隆起部分，这三个结构是男女两性共有的外生殖原基。直到胚胎第7～8周时才开始向男性或女性分化，到第10周，胎儿的外生殖器才可被辨认为男或女。

外生殖器的衍变与胎儿性腺为睾丸还是卵巢有关。当胎儿性腺为睾丸时，产生的睾酮在靶器官中被5α-还原酶转变为双氢睾酮，使生殖结节形成阴茎头，尿道褶形成阴茎干，生殖隆突相互融合形成阴囊。当胎儿性腺为卵巢时，因体内无雄激素，不产生双氢睾酮，则生殖结节向尾部弯曲，演变成阴蒂。尿道褶发育成小阴唇，小阴唇的游离缘为内外胚层交界处，因此其外侧面具有皮肤样特征，内面黏膜来源于内胚层。一对生殖隆突，不相融合，发育成为大阴唇。尿生殖窦除一小部分形成尿道外，大部分显著增宽、变浅，与初阴共同形成前庭。前庭来源于内胚层，其中有阴道和尿道开口。

二、子宫及子宫颈的组织学特征

（一）子宫体

1.子宫内膜的组织结构

从子宫颈的上口开始，覆盖整个子宫腔的上皮及固有层，称为子宫内膜。子宫内膜是一种特殊化的组织，对卵巢产生的激素特别敏感，具有很强的再生能力，子宫体和子宫颈交界的子宫峡部所被覆的是过渡上皮。子宫颈内的黏膜，没有子宫内膜那样的周期性剥脱。

在月经周期中（以28 d计算），卵泡期子宫内膜主要受雌激素的作用，子宫内膜的上皮和间质细胞增生，称为增生期（约占周期的前14 d）。至黄体形成后，黄体酮的作用使内膜呈分泌反应，称为分泌期（占周期的后一半）。增生期与分泌期的变化为子宫内膜浅层在周期中所表现的现象，称为子宫内膜的功能层，月经时坏死脱落。靠近子宫肌层的内膜，称为子宫内膜的基底层，这层中的腺体短而直，小动脉亦短。基底层不受月经周期中激素变化的影响而脱落。功能层脱落后，新的子宫内膜又自此层再生。

2.老年性子宫内膜的特点

绝经后，卵巢功能衰退，刺激子宫内膜正常发育的雌激素和孕激素消失，因而子宫内膜萎缩变薄，表面上皮扁平，内膜腺体小，腺腔狭窄，间质纤维化加剧。这种老年性子宫内膜易感染，形成老年性子宫内膜炎及点状溃疡，有时会发生少量出血。

有的人绝经后卵巢或肾上腺皮质仍可产生少量雌激素，所以绝经后多年，子宫内膜仍可有增生表现。当雌激素水平降低时，子宫内膜便剥落出血。不过绝经后子宫内膜要注意与子宫内膜癌进行鉴别。

（二）子宫颈

1.子宫颈的组织结构

子宫颈主要由纤维组织构成，其中含有平滑肌、血管和弹性纤维等。子宫颈的阴道部分和阴道黏膜一样，为复层鳞状上皮覆盖，表面光滑。该上皮的生长、分化主要受卵巢所产生的雌激素的影响。分底层、中层、表层。其分化顺序为底层→中层→表层。细胞在分化过程中其形态发生了一系列变化，具体特征如下：细胞由小变大，由圆形、椭圆形逐渐变成多角形；细胞浆由嗜碱变为嗜酸，即由蓝染变为红染；细胞核则由大逐渐变小，核染色质由细颗粒变成粗颗粒，最后固缩；核浆比例也发生了明显变化。

（1）底层细胞：细胞小而圆，直径12～15μm，胞浆厚，嗜碱性，核居中，核内染色质为均匀的网状结构，胞浆与核的直径之比约为1：1。这类细胞在正常育龄妇女的脱落细胞中少见，仅在严重炎症、上皮糜烂或溃疡中才出现。老年女性及幼女雌激素水平低落，因上皮菲薄，底层细胞易暴露脱落，故在涂片中可见到。

（2）中层细胞：呈卵圆形、舟形或多边形，直径30～40μm，胞浆与核的比例为1：（5～6）以上。妊娠时，阴道上皮受孕激素的影响，中层细胞的舟形细胞特别多，因胞浆内糖原含量增多，核被挤于一侧，核周透亮，胞浆边缘增厚，当成群脱落时，细胞排列呈"砖砌状"，较易识别。

（3）表层细胞：细胞扁平，呈多边形或方形，有时边缘皱褶，细胞直径为40～50μm。

子宫颈管黏膜呈多数直行皱襞，表面为高柱状上皮细胞，有纤毛，细胞核常位于细胞底部。黏膜层有黏液腺，其腺体呈葡萄状，分支深入基质，能分泌少量碱性黏稠液体。此液体平时形成黏液栓，能防止细菌侵入，排卵期变得稀薄，以利于精子通过。子宫颈的间质是致密的结缔组织，由小圆形或卵圆形细胞组成，互相密集，有许多梭形细胞。子宫颈阴道部表面的复层鳞状上皮和子宫颈的柱状上皮在子宫颈外口处分界。此处是子宫颈癌的好发部位。

2.性激素对阴道上皮细胞的影响

阴道的复层鳞状上皮，尤其是阴道上段的上皮，其生长、发育、分化直接受性激素的影响，包括分化的速度、糖原的形成及黏液的分泌等。

（1）雌激素：对阴道上皮的作用主要是使各层细胞增生分化，促使底层细胞向中层细胞分化，中层细胞向表层细胞分化，最终脱落。在各层细胞发展的过程中，细胞核的结构，亦从疏松的网状成为致密紧缩，细胞浆从厚到薄，染色从嗜碱到嗜酸。不同的年龄、月经周期中的不同阶段，由于雌激素的水平不一致而脱落的阴道上皮亦随之而有不同的表现，因之可以了解卵巢功能。

（2）孕激素：雌激素水平低落时，孕激素对阴道上皮有轻度的增生作用，但只能发育到中层细胞。在高雌激素水平时，孕激素的作用是限制上皮角化并大量脱落。阴道涂片表现以中层细胞为主，且成群聚集，有卷边及皱褶，细胞内富于糖原，黏液亦增多。

（3）雄激素：正常情况下女性体内雄激素水平甚低，不影响阴道上皮的变化，但若大剂量治疗时，则对阴道上皮的作用类似孕激素。

3.妊娠期子宫颈的变化

如上所述，子宫颈由结缔组织的间质、腺体上皮及子宫颈阴道部的复层鳞状上皮组成。这三种成分皆受妊娠的影响。妊娠期间，间质血管明显增多，子宫颈出现白细胞浸润，部分间质细胞发生蜕膜反应。同时，子宫颈腺体数目增多，腺腔大小及弯曲度增加，腺体上皮增厚，分泌功能亢进，腺腔内充满黏液。腺体上皮集合成堆，出现腺瘤样增殖。子宫颈外翻，腺上皮暴露，在子宫颈管柱状上皮下出现复层鳞状上皮向下生长，即发生鳞状上皮化生。同时，子宫颈阴道部的复层鳞状上皮也增厚，血管增加，其基底细胞活跃，厚度可达复层鳞状上皮的1/2。有的涂片还可发现核异质现象。上述变化导致妊娠期间子宫颈充血、变软、体积增大，分泌物增多，但这些变化均属生理现象，大多数在妊娠终止后即自行消退。

第二节　子宫颈的解剖

子宫颈是子宫下面较窄的部分，呈圆柱状，长为2.5~3 cm。以阴道顶端为界将子宫颈分为阴道上部和阴道部两部分。两者长度几乎相等。子宫颈阴道上部的前面与膀胱、两侧与主韧带相连，后面被盆腔腹膜覆盖，其腹膜延续到阴道后壁，最后反折到直肠上面。子宫颈阴道部位于阴道内，应用窥器检查时可以暴露。其中间为子宫口。子宫颈分前后两唇，后唇略长，子宫口的形状青春期和未产妇为平滑的圆孔，经产妇或由于其他损伤则变为横裂。

子宫颈的内腔称为子宫颈管，呈梭形，前后扁平，中1/3轻度膨隆，最宽的部分直径为7 mm，峡部直径约为4 mm。

第三章
阴道镜检查的操作方法

第一节　检查前的准备工作

阴道镜为一放大镜，主要用于观察外阴、阴道、子宫颈的病变，也可扩大到全身可暴露部位病变的观察，如皮肤病、体表的肿瘤等。

由于阴道镜的作用是观察病变部位的上皮及血管形态的异常变化，所以检查前应尽量减少对检查部位的刺激与干扰，如在对阴道或子宫颈进行阴道镜检查前24 h内，应避免性交、妇科检查、局部活检或治疗。对合并有急性感染，如滴虫阴道炎、念珠菌阴道炎等，应首先控制感染，在局部急性炎症治愈后再行阴道镜检查。

阴道镜检查时患者取膀胱截石位卧于妇科检查台上，根据检查台的高度，调整阴道镜支架上的升降旋钮，使两者高度适合观察。目前使用的阴道镜多为双目镜，如观察者双眼屈光度相差甚大，应首先调整目镜，使双眼同时都能观察到清晰的图像。

阴道镜上如带有照相装置，应将相机内装上胶卷，调整好曝光时间，将相机安装在阴道镜的照相部位，并把相机上曝光用的电源线插头插在阴道镜的相应插座上。

接通阴道镜的电源，开启电源开关，如电源进入正常工作状态，便可以开始阴道镜检查。

第二节　操作方法及注意事项

（一）操作步骤

1.放置窥器

放置窥器时不使用任何润滑剂，如液状石蜡、肥皂水等，如老年女性阴道干涩，可在窥器外面涂些生理盐水或少许无刺激性润滑剂。根据患者的年龄、胖瘦，选择不同类型的窥器，如患者高而胖，应选择前后叶长而阔的窥器；如准备照相或有手术操作，最好选择鸟嘴形窥器（它的视野开阔，便于拍照也便于手术操作）；如老年女性外阴、阴道萎缩，要选用小号、前后叶短而窄的窥器。

放置窥器时要边进入边不断开启前后叶，逐渐暴露子宫颈，切忌粗暴强行将窥器直接插入，这样容易损伤子宫颈造成出血，影响观察。特别是对子宫颈癌患者，放窥器时更应轻巧。

2.开启光源

阴道镜的光源开关一般都设置在水平移动臂上或镜头旁，较新型的阴道镜采用的触摸式开关常设置在冷光源上。

光源接通后，根据光斑位置调整镜头的高低，使达到合适的位置。镜头上一般都装有红、绿两种滤光片，最常用的是绿色滤光片。

3.直接观察

首先调整焦距，先将光斑投照到欲观察的位置，然后前后推动镜头，直至用目镜可观察到比较清晰的图像，然后调整微螺旋，使图像非常清晰，便可开始观察。

如观察子宫颈的病变，先用棉球轻轻擦去子宫颈表面及阴道内的分泌物，然后再进行观察。观察的内容包括子宫颈的大小、有无子宫颈黏膜外翻、糜烂面大小、血管及上皮有无异常。

（二）详细观察

为进一步区分子宫颈表面的鳞状上皮或柱状上皮，了解血管的收缩反应，判断子宫颈表面病变的性质，有时需要在子宫颈表面涂一些药物，以期使图像变得更清晰，更有利于明确诊断。常用的方法有以下几种。

1.3%乙酸（俗称醋酸）溶液试验

3%醋酸溶液是阴道镜检查时最常使用的溶液，子宫颈表面涂醋酸后，它的阴道镜图像迅速发生变化，主要有下面几种改变。①涂醋酸后，柱状上皮迅速水肿、变白，呈典型的"葡萄串"样改变，而鳞状上皮没有这种改变，鳞柱交界变得非常清晰。②涂醋酸后，鳞状上皮变白，特别是白色上皮部位，明显隆起、变白，与周围正常鳞状上皮界线分明。③涂醋酸后，血管先收缩，继而扩张，点状血管、螺旋状血管清晰可见，数秒后逐渐变模糊。④涂醋酸后，腺体开口周围的鳞状上皮变白，呈"火山口"状，使开口更易辨认。⑤涂醋酸后，真性糜烂的图像不发生大的变化，而假性糜烂涂醋酸后则易形成"葡萄串"样改变。

涂醋酸后，应立即进行观察，因涂后发现的图像变化仅能维持短暂的数秒，以后虽可再次涂醋酸观察，但涂后的效果远不如第一次涂后的效果好。

2.碘溶液试验

以窥器暴露子宫颈后，先以无菌棉球轻轻拭去表面黏液，然后用蘸有碘溶液的小棉球均匀涂抹病变部位及周围黏膜，观察局部着色情况。

观察结果：应注意病灶及其周围组织的着色程度，着色较深，呈棕褐色或呈褐色者为阳性，不着色区称为碘试验阴性。

正常子宫颈或阴道的鳞状上皮含有丰富的糖原，表面涂碘液后，可被染成棕褐色或黑褐色，其着色的深浅与其所含糖原的多少有关。正常子宫颈管的柱状上皮或被覆于糜烂面的柱状上皮，一般均不着色。

当鳞状上皮发生病变时，如非典型增生或上皮癌变，其上皮内所含糖原量明显减少或缺乏。因此涂碘液后病变面不着色或着色很浅。临床上根据此原理，通过着色程度的不同，判断病变的范围。

除上述情况外，绝经后女性或幼女因雌激素水平较低、上皮菲薄、细胞内含糖原减少，故涂碘液后可不着色或着色很浅。

由上可知，碘试验并非检查癌变的特异性试验。它的临床价值为：①区分正常鳞状上皮或需做活检的不着色上皮。②了解病变的范围，特别是早期浸润癌累及的部位，为手术切除的范围提供必要的参考。

在碘液的配制过程中，待碘和碘化钾溶解后保存于棕色瓶中，防止见光变质，一般使用4～6周后须重新配制新鲜碘溶液。

3.三氯醋酸溶液试验

一般使用的浓度为40%～50%，对组织具有较强的腐蚀、固定作用。正常子宫颈或阴道黏膜涂三氯醋酸后立即变白、增厚，但表面光滑。假性湿疣（绒毛状小阴唇）涂三氯醋酸后黏膜变白，表面明显凸凹不平、粗糙。尖锐湿疣涂三氯醋酸后立即呈刺状或棒状突起，与正常黏膜界线清楚，很容易区别。

三氯醋酸对分布于黏膜表面的较早期的尖锐湿疣有很好的治疗作用，涂药后2～3 d，涂药部位上皮脱落，1周后可重复使用。

（三）电子阴道镜的操作方法

开机后，将镜头置于距子宫颈约30 cm处，实时显像较清楚时，将图像放至最大，观察中心部的毛细血管，调节至最佳清晰度再缩小，因倍数小必定更清楚，必要时使用调焦距的微调及绿色滤镜。检查完毕，详细记录被检查者的病史并描述所观察到的图像，存储并打印报告。

第四章
国际阴道镜术语变迁及评分标准

第一节　2002年国际子宫颈病理与阴道镜联盟制定的新术语

鉴于阴道镜的图像术语混乱，名称不一，且有些术语不能反映病变的本质，不利于指导临床工作，并可能产生一些误解，2002年在西班牙巴塞罗那召开的第11届国际子宫颈病理与阴道镜联盟大会制定了新的阴道镜术语。该术语的优点是全世界的阴道镜专家都可以用它描述病变，便于交流，特别是评价病变性质的术语高度鳞状上皮内病变、低度鳞状上皮内病变的出现，使细胞、阴道镜、病理专家有了交流语言，也更便于临床医生理解。现归纳如下。

正常阴道镜所见：

原始鳞状上皮

柱状上皮

转化区

异常阴道镜所见：

扁平醋白上皮

致密醋白上皮

细小镶嵌

粗大镶嵌

细小点状血管

粗大点状血管

碘试验部分阳性

碘阴性

非典型血管

阴道镜特征提示浸润癌

不满意阴道镜检查：

鳞柱交界看不见

严重炎症、严重萎缩、创伤

看不见子宫颈

各种杂类所见：

湿疣

角化

糜烂

炎症

萎缩

类蜕膜样改变

息肉

一、正常阴道镜所见

1.原始鳞状上皮

原始鳞状上皮起源于子宫颈和阴道，表面光滑，呈粉红色。无柱状上皮残存，如分泌黏液的上皮、裂隙开口、腺体囊肿。对醋酸无反应，碘试验后呈棕褐色（图4-1）。

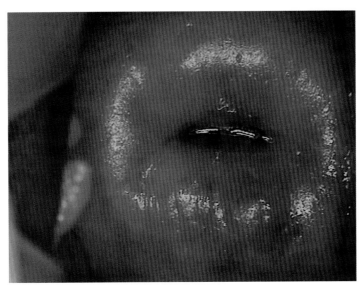

图4-1

原始鳞状上皮,起源于子宫颈和阴道,表面光滑,呈粉红色。无柱状
上皮残存。

2.柱状上皮

柱状上皮是单层分泌黏液的高柱状上皮，上端延至子宫内膜，下端为原始鳞状上皮化生上皮。涂醋酸后呈典型的"葡萄串"样改变。柱状上皮可位于子宫颈管、子宫颈阴道部，偶见于阴道（图4-2）。

3.转化区

转化区位于原始鳞状上皮和柱状上皮之间，可见各种不同程度化生的鳞状上皮。化生的鳞状上皮对醋酸有轻度的反应，碘试验表现为部分着色。正常转化区由柱状上皮岛及其周围化生的鳞状上皮、腺体开口和子宫颈腺体囊肿组成。

转化区有三种类型：Ⅰ型转化区全部位于子宫颈管外侧，转化区的内外边界全部可见；Ⅱ型转化区部分位于子宫颈管外，部分位于子宫颈管内，经辅助暴露子宫颈管内部分完全可见；Ⅲ型转化区全部位于子宫颈管内，不可见（图4-3~图4-5）。

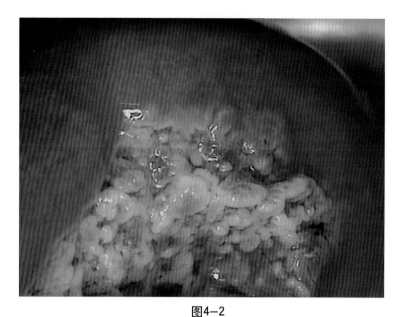

图4-2

柱状上皮，是单层分泌黏液的高柱状上皮，涂醋酸后呈典型的"葡萄串"样改变。

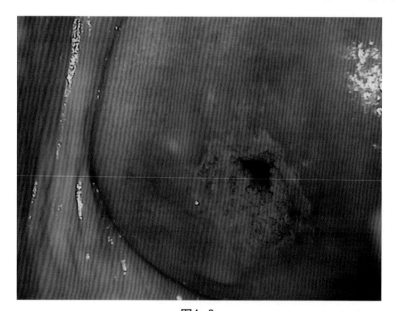

图4-3

Ⅰ型转化区全部位于子宫颈管外侧，转化区的内外边界全部可见。

阴道镜所见提示化生改变：

（1）上皮表面光滑，有规则、管径整齐的血管。

（2）醋白试验轻微改变。

（3）碘试验阴性或部分着色。

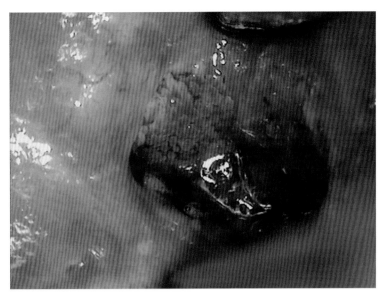

图4—4

Ⅱ型转化区部分位于子宫颈管外，部分位于子宫颈管内，经辅助暴露子宫颈管内部分完全可见。

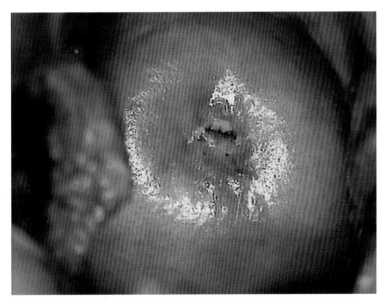

图4—5

Ⅲ型转化区全部位于子宫颈管内，不可见。

二、异常阴道镜所见

1.醋白上皮

醋白上皮是涂醋酸后核致密区变白的异常阴道镜表现。尽管醋白现象也

存在于不成熟的化生上皮中，但是，一般情况下，醋白上皮越厚，出现越快，
消失越慢，提示病变越严重。致密醋白上皮出现在柱状上皮提示子宫颈腺上皮
病变（图4-6、图4-7）。

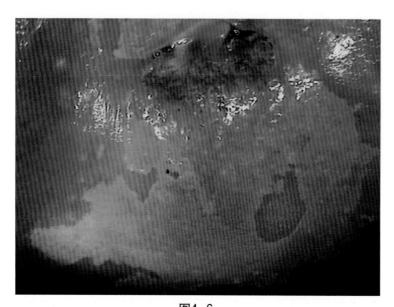

图4-6

扁平醋白上皮，较薄，表面光滑，醋白试验出现慢，消失快。

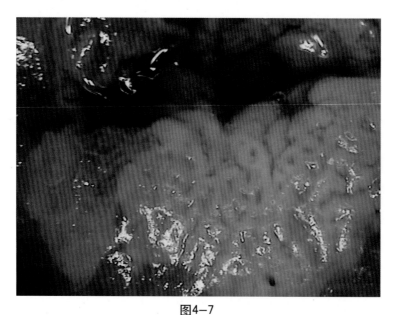

图4-7

致密醋白上皮，较厚，表面不平，醋白试验出现快，消失慢。

2. 镶嵌

新生血管呈镶嵌状改变的局部异常阴道镜图像。镶嵌越细小，提示病变越轻微；镶嵌越粗大、范围越广、越不规则，提示病变越严重（图4-8、图4-9）。

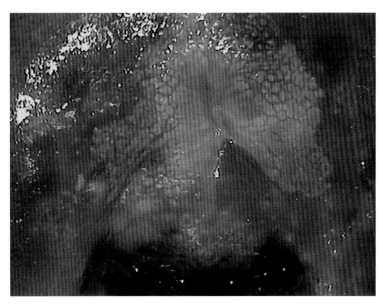

图4-8

细小镶嵌，新生血管呈镶嵌状改变，镶嵌越细小，提示病变越轻微。

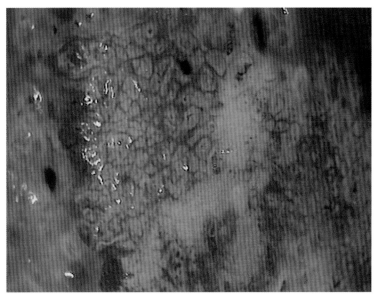

图4-9

粗大镶嵌，镶嵌越粗大、范围越广、越不规则，提示病变越严重。

3.点状血管

点状血管是毛细血管表现为点状形态的局部异常阴道镜图像。细小的点状血管出现在化生上皮或轻度病变中，粗大的点状血管往往出现在高度病变中（图4-10、图4-11）。

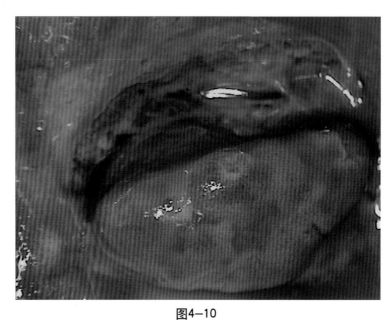

图4-10

细小点状血管，细小的点状血管出现在化生上皮或轻度病变中。

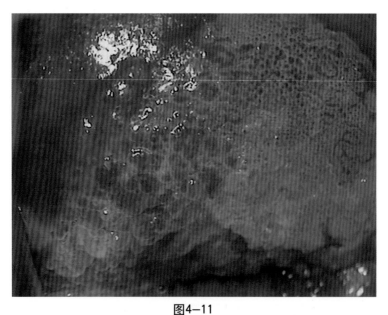

图4-11

粗大点状血管，粗大的点状血管往往出现在高度病变中。

4.碘试验阴性

涂鲁氏（Lugol's）碘液后，含有丰富糖原的正常鳞状上皮将被染成深棕色。碘试验阴性可出现在化生上皮、子宫颈上皮内瘤变或低雌激素水平状态（如萎缩）。化生上皮或低度上皮内瘤变碘试验表现为部分着色（斑点状着色）；而高度上皮内瘤变碘试验表现为全阴性（图4-12）。

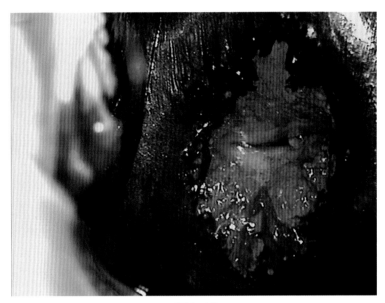

图4-12

碘试验部分阳性，含有丰富糖原的正常鳞状上皮将被染成深棕色。碘试验阴性可出现在化生上皮、子宫颈上皮内瘤变或低雌激素水平状态（如萎缩）。

5.不典型血管

不典型血管是一种局部异常的阴道镜图像，其血管不呈点状、镶嵌或纤细分支状，而是不规则的血管走向突然中断，如逗点状、螺旋状、通心粉状（图4-13、图4-14）。

（1）阴道镜所见提示低度病变（图4-15）：

1）上皮表面光滑，边界不规则。

2）轻度醋白上皮，出现慢，消失快。

3）碘试验部分着色。

4）细小点状血管，细小镶嵌。

（2）阴道镜所见提示高度病变（图4-16）：

1）上皮表面光滑，边界清晰锐利。

2）致密醋白上皮，呈牡蛎白，出现快，消失慢。

3）碘试验阴性。

4）粗大点状血管，大小不等广泛的不规则镶嵌。

5）柱状上皮的致密醋白改变，提示腺体可能有病变。

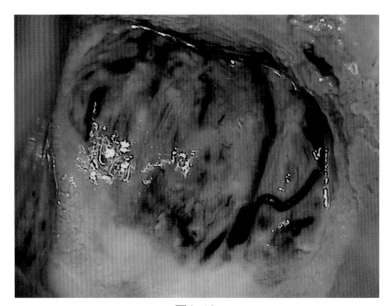

图4-13

粗大血管，血管明显增粗，常见于高度病变或癌。

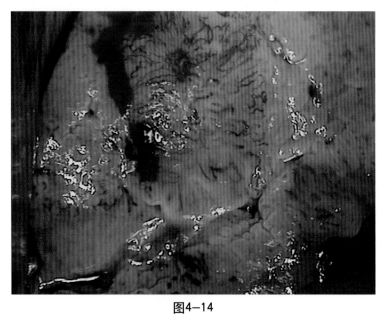

图4-14

发卡状血管，常见于增生活跃组织。

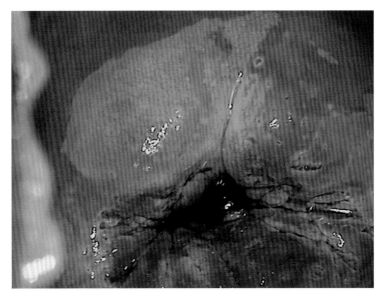

图4-15

阴道镜所见提示低度病变，醋白上皮薄而光滑，可伴有细小点状血管或
镶嵌。

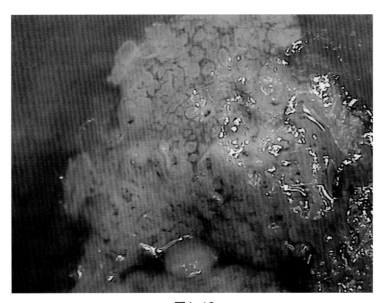

图4-16

阴道镜所见提示高度病变，醋白上皮厚而不平，常伴有粗大点状血管或
粗镶嵌。

三、阴道镜所见提示浸润癌

阴道镜所见提示浸润癌（图4-17）的表现如下：

（1）子宫颈表面不规则，糜烂或溃疡。

（2）致密醋白上皮。

（3）广泛的不规则点状血管、镶嵌。

（4）不典型血管。

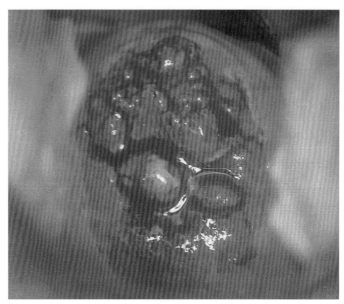

图4—17

阴道镜所见提示浸润癌，组织明显增生，高低不平，易出血。

四、不满意阴道镜检查

（1）鳞柱交界看不见。

（2）严重炎症、严重萎缩、创伤。

（3）看不见子宫颈。

五、各种杂类所见

1.湿疣

湿疣在转化区内外均可发生，由HPV感染所致。

2.角化

角化是一种角化过度或不全角化引起的局灶性白色隆起斑块，在涂醋酸之前已变白。

3.糜烂

真性糜烂是由上皮裸露所致，可能由创伤引起。糜烂提示上皮表面脆弱，可能不正常。

4.炎症

炎症由局部或全身感染所致。

5.萎缩

萎缩因低雌激素水平所致。

6.类蜕膜样改变

类蜕膜样改变即妊娠期改变。

7.息肉

息肉指局部组织增生。

第二节　2011年国际子宫颈病理与阴道镜联盟 制定的阴道镜术语

2011年7月国际子宫颈病理与阴道镜联盟建议用2011年阴道镜术语取代既往的术语，北京大学人民医院魏丽惠教授和赵昀教授，对2011年提出的阴道镜术语进行了详细介绍，摘录如下，仅供参考。

一、子宫颈阴道镜检查术语

1.用"总体评估"取代了"满意或不满意阴道镜检查"。总体评估从三方面进行：

（1）充分性评估：病例明确指出充分暴露子宫颈，有无影响因素。

（2）鳞柱交界的可见性评估：

1）完全可见：是指360°鳞柱交界全可以清楚看到。

2）部分可见：是指大部分可见，但有一部分位于子宫颈管内看不到。

3）不可见：是指全部或大部分鳞柱交界位于子宫颈管内不可见。

（3）转化区的类型：

1）1型转化区：是指转化区全部位于子宫颈外口以外。

2）2型转化区：是指部分转化区位于子宫颈外口以内，但在器械的帮助下完全可见。

3）3型转化区：是指转化区部分位于子宫颈外口以内，不能全部可见。

2.阴道镜所见大分类

（1）正常阴道镜所见：鳞状上皮、柱状上皮（外移）、转化区上皮、萎缩鳞状上皮、妊娠期蜕膜。

（2）异常阴道镜所见：病变范围及其与转化区关系；病变大小、病变部位；病变累及的象限数；病变面积占据子宫颈表面面积的百分率；用时钟作为标识描述病变部位。

1）高级别病变：醋白上皮快速出现，厚醋白上皮，袖口状腺体开口，病变边界锐利，粗大不一的镶嵌样改变，粗大不一的点状出血，病变内部醋白分界（是指存在统一病变祛瘀内部的醋白上皮厚薄不一，可以分辨厚、薄醋白上皮之间存在有分界线），嵴样隆起（是指在转化区内白色上皮的不透明隆起）。

2）低级别病变：薄的醋白上皮、边界规则地图样、均一的镶嵌样改变、均一的点状出血。

异常阴道镜所见增加了"非特异性"部分，包括白斑、糜烂、鲁氏碘液染色或不染色。

（3）可疑癌：血管的非典型性，脆性血管，病变表面不规则，外生性病变、坏死、坏死性溃疡、肿瘤和新生肿物等。

（4）其他：保留了湿疣、炎症、息肉，删除了过度角化和糜烂，增加了"子宫颈治疗后的改变"，如狭窄、变形、扭曲、瘢痕、增厚或者黏膜脆性增加、子宫颈内异症等。

二、子宫颈阴道镜手术术语

包括子宫颈切除类型和切除标本体积两部分。

1.切除类型

（1）1型切除：是指切除1型转化区，因为1型转化区鳞柱交接暴露在子宫口以外，需要切除的子宫颈组织相对较表浅，提示子宫颈管损伤小。

（2）2型切除：是指切除2型转化区。提示切除了小部分子宫颈管组织。

（3）3型切除：是指切除3型转化区。

2.切除标本体积：增加了标本体积只要是希望统一对切除子宫颈的描述。国际子宫颈病理与阴道镜联盟术语命名委员会提出采用三个径线——长度、宽度和周长对切除标本进行标准化的描述。如遇多次切除的样本，每个标本应该分别测量。

三、阴道的阴道镜检查术语

阴道镜检查不应仅仅检查子宫颈，也应该检查外阴和阴道。总体评估结果应该分成三类。

（1）正常：包括鳞状上皮和萎缩鳞状上皮。

（2）异常：处于阴道壁上1/3或下2/3，前壁、后壁或侧壁。根据病变程度分为次要病变、主要病变、可疑癌和非特异性。

（3）其他：包括糜烂、湿疣、息肉、囊肿、内异症、炎症、阴道狭窄、先天性转化区等。

第三节　RCI评分标准

此标准是1985年由里德（Reid）和斯卡尔齐（Scalzi）提出的，该标准试图用量化的办法对异常转化区进行评价，希望能较客观地对子宫颈病变程度加以区分。但用计分的方法仍然具有一定的主观性，且使用起来比较烦琐，仅供参考。

根据以下图像特征分别评分，评分标准为0分、1分、2分，详见表4-1。

评分：0～2分=子宫颈上皮内瘤样病变（CIN）Ⅰ；3～4分=病变重叠：CINⅠ～Ⅱ；5～8分=CINⅡ～Ⅲ。

表4-1　RCI评分标准

项目	特征	评分
醋白区颜色	轻度醋白；雪白，亮白，模糊醋白；透明醋白；醋白超出转化区	0
	灰白伴发亮的表面	1
	隐暗，牡蛎白色；灰色	2
醋白病变边界和表面轮廓	边界羽毛状；呈角状、锯齿状病变；扁平状病变边界模糊；微小湿疣或微小乳头状表面	0
	病变规则光滑、规整的轮廓	1
	卷曲、剥脱的边缘；有内部界线（中间有高度病变而周围有低度改变）	2
血管	细小均一的血管；构形差的细和（或）细小镶嵌；血管超出转化区边缘；表面微小湿疣或微小乳头状病变内有细小血管	0
	无血管	1
	明确粗大的点状血管或粗大镶嵌	2
碘试验	阳性吸碘呈棕褐色；阴性吸碘病变在以上三个范畴评分≤3分。部分吸碘在以上三个范畴评分≥4分。斑驳、斑点状的表现阴性吸碘在以上三个标准评分≥4分	

第四节　关于腺体开口的分型

关于子宫颈腺体开口的分型种类较多，繁杂不一，根据我们多年的临床实践将开口分为三种类型，尺度比较容易掌握。不同型别的开口与其周边组织或病变性质是一致的。现将分型标准介绍如下。

Ⅰ型：正常腺体开口，开口为圆形，周界清晰，镜下呈黑色小孔状，有时可见透明黏液，周围为正常黏膜，涂3%醋酸后无明显变化（图4-18）。

Ⅱ型：涂3%醋酸后开口周围出现一环形白色上皮，较薄，规则不隆起。醋酸白上皮出现慢，消失快。常见于炎症化生或低度鳞状上皮内病变（图4-19）。

Ⅲ型：开口周围为厚实的白色上皮，有时开口被完全封闭。涂3%醋酸后迅速变白且消失较慢，常见于高度鳞状上皮内病变（图4-20）。

以上分型法使用方便，容易分辨，可作为区分不同性质病变的一个指标，仅供同道参考。

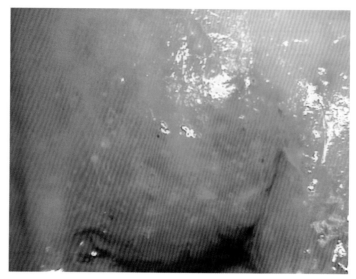

图4-18

Ⅰ型腺体开口：正常腺体开口，开口为圆形，周界清晰，镜下呈黑色小孔状，有时可见透明黏液，周围为正常黏膜，涂3%醋酸后无明显变化。

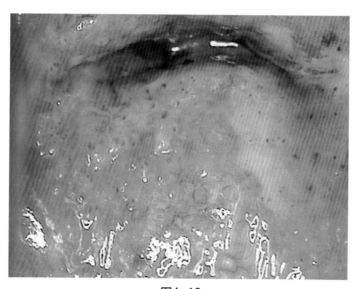

图4-19

Ⅱ型腺体开口：涂3%醋酸后开口周围出现一环形白色上皮，较薄，规则不隆起。醋酸白上皮出现慢，消失快。常见于炎症化生或低度鳞状上皮内病变。

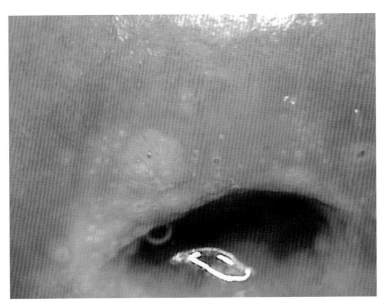

图4-20

Ⅲ型腺体开口：开口周围为厚实的白色上皮，有时开口被完全封闭。醋酸白上皮出现快、消失较慢，常见于高度鳞状上皮内病变。

第五章
不同年龄阶段的阴道镜图像特征

女性的一生，从出生到发育成熟而后衰老，要经过一个漫长的过程。从女性生殖系统的发育过程看，都与卵巢的功能息息相关。尽管这个过程可能受到环境、营养、遗传等因素的影响，但大体上还是可以把妇女的一生划分成以下几个时期。

（一）新生儿期

出生后4周以内称为新生儿期。女性胎儿出生前会受到母亲性腺及胎盘所产生的雌激素影响，因此，新生女婴的乳房可能略有肿大，出生后由于不再受母体雌激素的影响，个别女婴可能发生因雌激素水平骤减而引起的子宫内膜剥脱，出现少量阴道出血。

（二）幼年期

新生儿以后至10岁左右称为幼年期，此期的特点是身体生长发育较快，而生殖器官仍处于幼稚状态，阴道狭而长，阴道黏膜菲薄，无皱襞。阴道内酸度低，抗感染能力差。10岁左右丘脑下部和垂体的激素分泌量增加，刺激卵泡发育并产生少量雌激素，内外生殖器开始发育。

（三）青春期

此期全身发育，生殖器官、性功能逐渐发育成熟。内外生殖器发育，月经来潮，阴道增长变宽，阴道黏膜增厚且出现皱襞。

（四）性成熟期

此期约自18岁开始，卵巢发育成熟并出现周期性排卵，是生育活动最旺盛的时期。

（五）更年期

更年期又称绝经期，此期开始于40岁左右，历时10～20年。此期又可分为绝经前期、绝经期和绝经后期。

1.绝经前期

此期卵巢内卵泡逐渐减少，雌激素分泌量偏低，无排卵，易患功能性子宫出血，子宫颈及阴道黏膜开始变薄。

2.绝经期

此期卵巢功能进一步衰退，月经闭止，子宫颈、阴道黏膜变薄。

3.绝经后期

此期卵巢体积变小，纤维化，卵泡消失，内分泌功能明显消退，内外生殖器开始萎缩。

（六）老年期

60岁以后称为老年期，机体逐渐老化，由于卵巢功能消退引起骨代谢失常，出现骨质疏松，内外生殖器萎缩，黏膜菲薄、质脆，易损伤及出现黏膜下出血。

不同年龄阶段的女性，由于卵巢功能的不同，女性内外生殖器经历了从幼稚到生长发育、成熟甚至萎缩等六个阶段。由于内外生殖器表面的皮肤、黏膜直接受雌激素水平的影响，所以不同年龄的女性其内外生殖器的上皮、黏膜也出现不同阴道镜图像改变。

幼女期卵巢功能尚未正式开始活动，雌激素水平低，内外生殖器未发育，上皮黏膜薄，阴道内酸度低，易患外阴阴道炎。阴道镜下幼女的外阴皮肤极薄，角化差，缺乏弹性。由于大小阴唇未发育，阴道口裸露，前庭黏膜菲薄，可见黏膜下网状血管。

至生育年龄，内外生殖器已发育成熟，大阴唇下富于脂肪，弹性极好，表面皮肤角化增厚，且有色素沉着。阴道镜下可见皮肤皱褶清晰、有光泽。小阴唇覆盖阴道口，前庭黏膜呈粉红色，黏膜光滑、色泽均匀，无血管裸露。此期阴道深而宽，阴道壁表面布满横形皱褶，富于伸展性。黏膜呈粉红色，上皮厚而均匀，看不到黏膜下血管。生育年龄妇女的子宫颈由于阴道内环境的改变、性交、分娩以及手术创伤常常引起子宫颈糜烂，糜烂面被覆柱状上皮，此期慢性子宫颈炎常见。在炎症消除过程中，往往伴有血管增生，镜下常见到增生的血管，如树枝状血管、粗大血管等。由于鳞状上皮增生，常引起子宫颈腺囊肿。在鳞状上皮修复、覆盖糜烂面的过程中，常残留有小片柱状上皮区，即柱状上皮岛。此期子宫颈腺体分泌旺盛，阴道镜检查时经常见到腺体开口，有时还可见到子宫口内的黏液。

妊娠期妇女内外生殖器在胎盘分泌的各种激素的作用下发生了一系列的变化。外阴部皮肤增厚，富于弹性，结缔组织变软，伸展性增加。大小阴唇色素沉着明显，血管丰富。阴道黏膜变软，伸展性好，由于瘀血水肿阴道黏膜呈紫蓝色，皱襞明显增多，阴道分泌物增加。由于上皮细胞含有丰富的糖原，有利于阴道杆菌和乳酸杆菌生长，阴道内pH值下降，有利于防止感染。妊娠期子宫颈充血，组织水肿，子宫颈外观肥大、着色、变软。子宫颈管内黏膜腺体增生、肥大，分泌黏液量增多，在子宫颈管内形成黏液栓，有利于保持子宫腔免受感染。由于子宫颈黏膜增生，鳞柱交界外移，子宫颈表面呈糜烂状，实为外翻之柱状上皮。阴道镜下见子宫颈表面血管增生，有多量分支状血管或网状血管，血管明显迂曲增粗。由于柱状上皮增生明显，可见到较深的间隙及乳头状突出，涂3%醋酸后可见大小不等的"葡萄串"样改变。

哺乳期泌乳素分泌增加，卵泡发育暂时受到不同程度的限制，体内雌激素水平下降。因此，哺乳期阴道黏膜变薄，上皮细胞糖原含量减少，阴道内酸度下降，致病菌易生长繁殖，所以哺乳期阴道炎多见。阴道镜下见阴道黏膜薄而质脆，易损伤，黏膜下可见大量网状血管。此时期由于雌激素水平下降，妊娠期增生旺盛的子宫颈管柱状上皮逐渐消退，鳞柱交界向子宫颈管内退缩，所以哺乳期的子宫颈表面又变成光滑状。子宫颈表面之鳞状上皮菲薄，黏膜下布满大量网状血管，淋巴滤泡多见，子宫颈外观呈暗红色。

围绝经期妇女阴道黏膜和子宫颈黏膜均变薄，出现黏膜厚薄不均匀现象，阴道镜观察，涂3%醋酸后，鳞状上皮较厚的区域呈白色，较薄的区域呈暗红色，如冬雪初融，斑斑驳驳，故称之为"融雪状"改变。鳞柱交界开始向颈管内退缩，子宫颈表面缩小，逐渐被鳞状上皮覆盖。到达绝经期时子宫颈管内的柱状上皮萎缩，很少能见到典型的"葡萄串"样改变。由于腺体分泌减少，故此时期很少能看到腺体开口和潴留囊肿。

　　老年期女性，雌激素水平高度低落，内外生殖器明显萎缩，大阴唇皮下脂肪减少，皮肤皱褶变平，色素减退，弹性及伸展性差；小阴唇变得薄而小，难以覆盖阴道口，阴道变得窄而浅，皱襞消失。由于血液循环的减少，黏膜呈苍白色，质脆而弹性差，常可见到黏膜撕裂面及点状或片状黏膜下出血。

　　总之，不同年龄阶段的女性，由于其体内雌激素水平高低的差异，引起阴道、子宫颈黏膜及血管发生相应的改变。因此，做阴道镜检查时应考虑年龄因素。反之，通过阴道镜检查时观察到的阴道黏膜厚薄的变化，也可以间接地反映出被检妇女的雌激素水平。

第六章
外阴、阴道、子宫颈的常见疾病
及阴道镜图像

第一节　外阴疾病

一、外阴鳞状上皮增生和硬化苔藓

过去习惯称的外阴白色病变（慢性外阴营养不良）是指女性外阴皮肤、黏膜因营养障碍而引起的组织变性及色素改变性疾病。多年以来，妇产科临床医生常把外阴皮肤或黏膜变白、角化、萎缩等病变统称为"外阴白斑"，认为它是一种癌前病变，可能发展为外阴癌，因而力主尽早行外阴切除术。而一部分病理学家不同意这一诊断术语，认为只有出现棘细胞排列不整齐、细胞大小形态不一、核深染且分裂相增多等非典型增生改变时才应诊断为"外阴白斑"。由于诊断标准的不一致，必然导致对本病认识的不统一和治疗原则上的分歧。为了统一认识，1975年国际外阴病研究会决定取消"外阴白斑"病名，改称为"慢性外阴营养不良"（chronic vulvar dystrophy），并根据组织病理变化的不同，将其分为三种不同的类型。1987年国际外阴病研究协会又与国际病理学家学会共同讨论，建议废止以往所用的"慢性外阴营养不良"分类法，将其改名为外阴鳞状上皮增生、外阴硬化型苔藓及硬化型苔藓合并鳞状上皮增生。

（一）外阴鳞状上皮增生

外阴鳞状上皮增生主要病理改变表现为表皮层角化过度或角化不全，棘细胞层增厚，上皮脚向下延伸，真皮浅层有不同程度的淋巴细胞和浆细胞浸润。一般多发生在30～60岁的妇女，主要症状为外阴奇痒难忍，由于经常的搔抓或摩擦，大阴唇、阴唇间沟、阴蒂包皮处的皮肤明显隆起增厚，有较粗糙的皱襞，也可出现局部表皮角化伴有鳞屑或湿疹样改变。病变部位颜色多呈暗红色或粉红色，部分皮肤或黏膜呈白色斑块状改变，一般无萎缩或粘连。如搔抓过度，病变区常见抓痕及上皮缺损，若合并感染可能出现疼痛或溃疡。

（二）外阴硬化型苔藓

外阴硬化型苔藓病理特征为表皮层过度角化甚至出现角栓，表皮萎缩变薄，黑色素细胞减少，上皮角变钝或消失，真皮浅层水肿，胶原纤维结构丧失，真皮中层有淋巴细胞浸润。此型可发生在任何年龄组，但以中年妇女多见。临床症状主要为外阴瘙痒，瘙痒程度较外阴鳞状上皮增生为轻，有时伴有疼痛症状。病变区常累及大小阴唇、阴蒂、后联合甚至肛门周围。病变部位皮肤黏膜变白变薄，大小阴唇、阴蒂萎缩，干燥、弹性差，常出现皲裂。小阴唇消失，变成平坦状，阴蒂包皮粘连，阴道外口狭窄，造成性交困难或疼痛。幼女期如患此病，症状主要为小便后局部刺激不适，或瘙痒、疼痛。检查可见大小阴唇或肛周出现白色病损区，皮肤变薄，伸展性较差，但至青春期后，多数患者病变可自行消失。如在绝经期出现此病，大小阴唇皮肤变薄，有明显瘙痒和刺痛感，外阴萎缩，阴道口狭窄引起性交困难，过去称之为外阴萎缩型营养不良。

（三）硬化型苔藓合并鳞状上皮增生

硬化型苔藓合并鳞状上皮增生兼有上述两种病变的特征，多数表现为小阴唇、后联合皮肤萎缩、变薄，色素减退呈白色，但其周围，特别是大阴唇出现局灶性皮肤增厚隆起，主要症状也为外阴干燥、瘙痒或刺痛。

此类外阴病变刮片做脱落细胞学检查，多数为表层角化细胞，也可见到表层超角化细胞。这些细胞巴氏染色胞浆呈橘黄色，细胞核消失，或仅可见到"核影"。一般见不到核异质细胞。

外阴鳞状上皮增生和硬化型苔藓的阴道镜图像所见：

1.外阴鳞状上皮增生

外阴鳞状上皮增生时，大阴唇皮肤皱褶明显增多，表皮增厚，但有一定光泽和弹性。白色病变部位皱褶展平，色素消退呈白色，表皮粗糙，有些部位可见小片状上皮缺损，裸露出红色基底，擦拭可见出血（图6-1）。

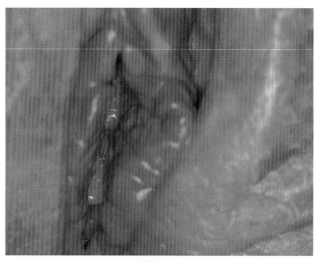

图6-1

外阴鳞状上皮增生，大阴唇、阴蒂包皮皮肤明显增厚，有较粗糙皱襞，局部表皮角化，有鳞屑。

2.外阴硬化型苔藓

外阴硬化型苔藓致大小阴唇萎缩，色素消失，上皮明显角化增厚，由于上皮脱落不均匀，镜下见上皮表面不光滑，无弹性，失去正常光泽，显得干燥而粗糙，有皲裂，涂3%醋酸后上皮水肿，高低不平，以上所见多见于年龄接近绝经或已绝经的患者。青年妇女或少女患此病时，也有大小阴唇的明显萎缩，但上皮角化程度较轻，表皮光滑，上皮显得菲薄，色素减退变白，与正常上皮之间有过渡区，涂3%醋酸后表皮水肿不明显（图6-2）。

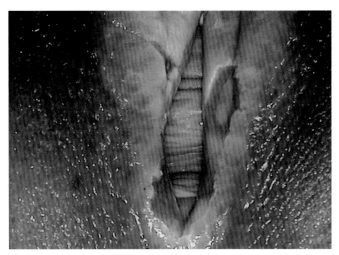

图6-2

外阴硬化型苔藓，皮肤黏膜变白、变薄，大小阴唇、阴蒂萎缩，尤
以阴蒂和小阴唇萎缩明显，黏膜展平，弹性差。有鳞状上皮缺损。

3.硬化型苔藓合并鳞状上皮增生

硬化型苔藓合并鳞状上皮增生时，可见到以上两种阴道镜图像特征，即
可见到上皮明显的增厚、角化、色素消失及皮肤皲裂，部分病变区又可见到
上皮变薄，色素轻度消退，皮肤尚有一定弹性及光泽（图6-3）。

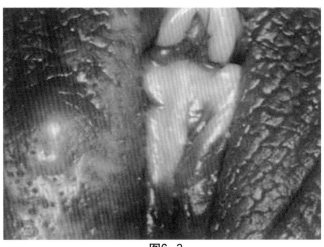

图6-3

硬化型苔藓合并鳞状上皮增生，大阴唇皮肤增厚隆起，色素沉着
增加，皮肤皱褶加深，阴蒂包皮及小阴唇萎缩，色素减退，弹性
差。在图像中既可见到增生性改变，又可见到萎缩性改变。

二、外阴尖锐湿疣

尖锐湿疣（condyloma acuminatum，CA）主要是由HPV6、11等感染的

性传播疾病，与癌变有一定关系，其发病率有逐渐增高趋势。尖锐湿疣主要有三种传播途径：①直接性接触。②间接性接触。③直接非性接触。一次不洁性接触HPV感染率高达60%，尖锐湿疣的潜伏期约3个月，多发于4～6周。

外阴尖锐湿疣的早期阶段可无任何症状，继之出现外阴部瘙痒不适，分泌物增加，如伴有感染、坏死，则出现疼痛或出血。早期阶段患者自述皮肤、黏膜干燥不平，如病灶继续增大则可触及结节或肿块。好发部位在小阴唇内侧，大小阴唇间沟，会阴和肛周。病灶呈毛刺状、菜花状、鸡冠状的灰白色肿物。

病理检查是诊断尖锐湿疣的重要手段之一。主要病理特征为表皮角化过度，棘细胞层增生，在棘层中、上部可见到诊断性挖空细胞，多集中在棘层中、上部，呈灶性出现。诊断性挖空细胞是指细胞核出现异型性改变的挖空细胞。非HPV感染时，如其他炎症感染或正常女性生殖道上皮富含糖原的细胞退变时也可形成挖空细胞，但这些挖空细胞的出现，不足以诊断为尖锐湿疣。

除病理诊断外，人乳头瘤病毒核壳抗原（HPV-Ag）免疫组化检查是一种诊断HPV感染的特异性检查，它主要是检测病变细胞内的HPV-Ag成分，但这种检测方法阳性率比较低，仅约50%。

核酸杂交及聚合酶链反应（PCR）是近年来发展起来的分子生物学检测手段。特别是PCR技术，可在短时间内使极微量的核酸片段扩增到数百万个特异DNA序列拷贝，具有特异性强、灵敏度高、简便快速等优点。

阴道镜检查是诊断尖锐湿疣的一个简便、实用的方法，特别在尖锐湿疣的早期阶段，肉眼观察极易和假性湿疣混淆，造成误诊。尖锐湿疣的阴道镜图像可分为三种类型。

1.指状型

指状型或称棒状型，是病变的早期表现。病变部位涂3%醋酸后，阴道镜观察可见许多指状突起，突起物基质呈透明黄色，每个指状突起内都可见到非常清晰的血管襻（图6-4）。

2.地毯型

地毯型病变呈白色片状，略高出于正常皮肤、黏膜，涂3%醋酸后局部变白，表面散在呈花坛状排列的点状血管或螺旋状血管，是典型的反镶嵌阴道镜图像（图6-5）。

3.菜花型

菜花型病灶明显突起，基底较宽或有细蒂，表面布满毛刺或珊瑚样突起，涂3%醋酸后表面组织水肿变白如雪塑状。白色背景上可见散在成团的绒球状血管（图6-6）。

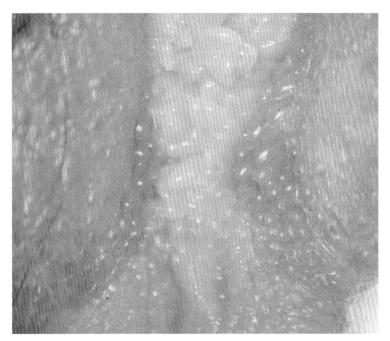

图6-4

外阴尖锐湿疣指状型，病灶呈指状突出，明显高出黏膜表面，互相不融合，基底部较细，顶端无明显分叉。

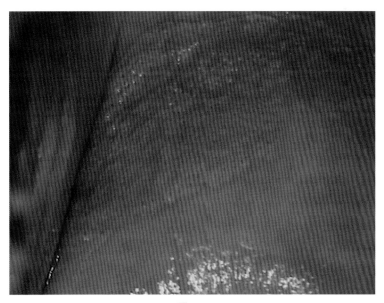

图6-5

尖锐湿疣地毯型，病灶略突出于黏膜表面，可见点状血管。

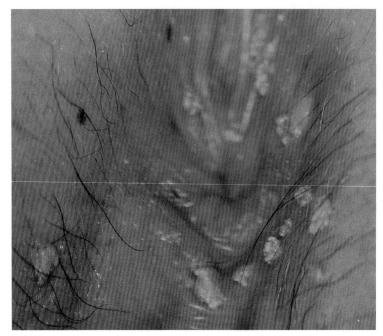

图6-6

外阴尖锐湿疣，多发性小菜花状，表面呈灰白色或粉红色，基底部较
宽，顶端呈毛刺状，此种类型比较多见。病理结果为外阴尖锐湿疣。

外阴假性湿疣（pseudocondyloma of vulva，PV），又称多毛性乳头
状外阴（hirsutic papillary vulva）、绒毛状小阴唇（hairy nymphae）
等，极易与尖锐湿疣误诊。对外阴假性湿疣的正确诊断不仅涉及医学问
题，也涉及家庭、社会问题。外阴假性湿疣和尖锐湿疣的鉴别诊断有以下
几方面：①外阴假性湿疣患者及其配偶无不洁性接触史；尖锐湿疣患者及
其配偶多数有不洁性接触史。②外阴假性湿疣一般无症状或偶有瘙痒；尖
锐湿疣瘙痒明显，如伴有感染溃破则出现疼痛和出血。③外阴假性湿疣位
于小阴唇内侧，为粟粒样大小的淡红色丘疹，双侧对称，分布均匀；尖锐
湿疣可位于外阴的各个部位，呈毛刺状、鸡冠状、菜花状。④病理切片检
查外阴假性湿疣主要为棘细胞层肥厚及乳头样增生，可见挖空细胞，但无
核异形性；尖锐湿疣上皮增生角化明显，在棘细胞层中、上部呈灶性出现
诊断性挖空细胞。⑤免疫组化检查外阴假性湿疣为HPV-Ag阴性；尖锐湿
疣为阳性。⑥PCR或原位杂交检查，外阴假性湿疣为HPV-DNA阴性；尖
锐湿疣为HPV-DNA阳性。

外阴假性湿疣的阴道镜图像特征，双小阴唇内侧，黏膜表面均匀分布椭
圆形水疱状隆起，基质呈淡黄色半透明状，表面基本无血管，或偶有形态模
糊的血管，涂醋酸后血管图像消失。疱状隆起表面无毛刺状分支，涂3%醋酸
后表面变白不明显（图6-7）。

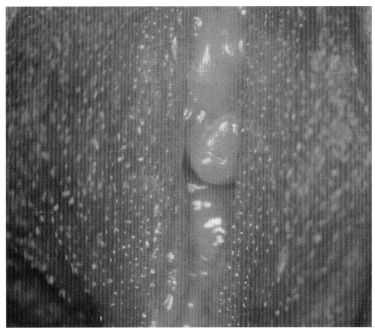

图6-7
外阴假性湿疣，双小阴唇内侧对称均匀分布之疱状突起，椭圆形，半透明，表面无血管襻。病理结果为假性湿疣。

三、外阴乳头状瘤

外阴乳头状瘤比较多见，属外阴良性肿瘤。典型的乳头状瘤表面有无数乳头状突起，质地略硬，上皮增生明显，基底宽或有短蒂。疣状乳头状瘤表面的乳头细而密，呈菜花状，质地硬。

外阴乳头状瘤多见于老年妇女，肿瘤生长缓慢，多数无症状。病变好发于大阴唇、阴阜或肛周，可单发或多发，一般不大，如绿豆或黄豆大小，极个别直径也可达3~4 cm。

病理检查： 典型乳头状瘤表面被覆鳞状上皮，棘细胞层明显增生、肥厚，上皮脚变粗并向真皮纤维结缔组织内伸展。疣状乳头状瘤上皮棘层也有增生肥厚，但上皮脚不明显，上皮基底膜平直。

阴道镜检查： 肿瘤突出于周围皮肤，周界清楚，基底较宽，表面多个高低不平的乳头组成，被覆鳞状上皮，呈褐黑色，如有破损时，可见上皮缺损区，涂3%醋酸后，局部变色不明显（图6-8）。

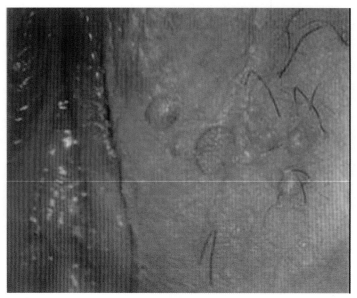

图6-8

外阴乳头状瘤，基底宽，疣状突起，表面的乳头细而密，呈灰褐色
或黄褐色，表皮角化，质地硬，不易破损出血。

四、外阴血管瘤

外阴血管瘤比较少见，多发于大阴唇，一般无症状，可分为以下几种类型。

1.红斑痣

红斑痣指在外阴皮肤表面形成红色斑块，表面不突起，与周围组织界限清楚，外形不太规则。

病理检查：见真皮内毛细血管扩张，数目增多。

阴道镜检查：透过表皮可见扩张的毛细血管网，压之褪色，解除压力后血管腔迅速充盈，恢复红色斑块状。

2.血管痣

血管痣高出于皮肤表面，呈暗紫红色，质软。

病理检查：呈毛细血管瘤改变，血管腔扩张，内皮增生肥厚，个别血管呈实体性条索。

阴道镜检查：血管痣呈犬牙状突出于外阴皮肤，镜下可见管腔比较粗的血管，血管呈紫红色，以帽针头压迫顶部，则血管痣褪色（图6-9）。

3.海绵状血管瘤

海绵状血管瘤多位于皮下，无明显的界限，较大者使局部皮肤隆起，极软，压之退缩。

病理检查：可见多数不规则扩张的血管，管壁增生肥厚，管腔充满血液。

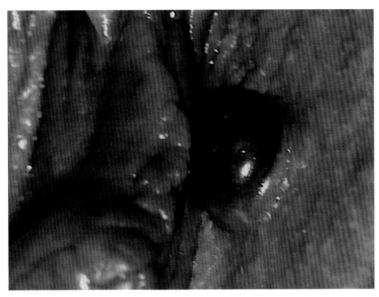

图6—9

外阴血管瘤，呈紫红色圆形隆起，部分可见扩张的血管，张力较大，压之褪色。病理结果为外阴血管瘤。

阴道镜检查：由于血管位于皮下，仅见病变局部鳞状上皮多皱褶，凹凸不平，色素沉着可见略加深，一般看不到皮下迂曲的血管。

五、外阴鳞状上皮内瘤变

外阴鳞状上皮内瘤变又称鲍恩病（Bowen disease）、表皮内癌（intraepidermal cancer）、鳞状细胞原位癌（squamous carcinoma in situ）。它和子宫颈原位癌的定义一样，癌细胞局限于上皮内，未穿透基底膜侵入间质，故远处转移的机会很少。

本病于1912年由鲍恩（Bowen）首先描述，故名鲍恩病。1972年国际妇科病理学会推荐用外阴上皮内瘤变（VIN）代替传统的混淆命名——鲍恩病。好发年龄在60岁以后，但其他年龄组也可患病，近年报告有逐渐年轻化趋势。主要症状为外阴瘙痒，局部皮肤出现小的颗粒状或片状隆起，如搔抓过度则出现溃破出血或疼痛，也有少数患者无任何症状。

病变好发于大小阴唇，发展较慢，病灶可单个孤立存在，也可互相融合成片，状如扁平疣样突出于皮肤表面，呈黄褐色或棕褐色。如表面鳞状上皮角化过度则出现苔藓样增厚，色泽呈白色。病变部位较周围健康皮肤略硬，很少发生溃破，如出现溃疡应排除浸润癌的可能。

病理检查：镜下可见上皮高度角化或角化不全，棘细胞层增生，表皮全层层次消失，细胞排列紊乱，形态大小不一，细胞核增大，染色质增多且深染，核膜增厚，分裂相明显，但表皮基底膜完整。

阴道镜检查：病灶多数融合成片，呈丘状隆起，表面高低不平，但不像乳头样瘤有那么多小乳头状分叶，表面上皮反光性较好，呈棕褐色或黄褐色。看不到血管增生，涂醋酸后色泽无明显变化（图6-10）。

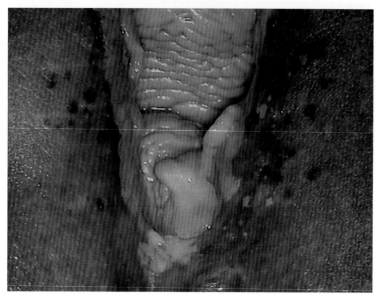

图6-10

外阴鳞状上皮内瘤变（鲍恩病），外阴可见多个不规则形突起物，棕褐色，表面不平，但没有细密的小乳头，病灶可单独存在，也可互相融合。病理结果为外阴鲍恩病。

六、外阴癌

外阴鳞状上皮细胞癌约占外阴恶性肿瘤的95%，高发年龄在50岁以后，但40岁以前也有发病者。

外阴癌患者半数有较长的外阴瘙痒、外阴鳞状上皮增生的病史，但在外阴增生型或混合型鳞状上皮增生患者中，仅有5%～10%的患者发展成为外阴癌。近年研究发现外阴尖锐湿疣往往伴有上皮不典型增生，久之也可发展成外阴癌。其他因素如外阴乳头状瘤、外阴慢性溃疡等，在长期慢性刺激的基础上也会继发癌变。

外阴癌的症状主要为外阴部肿物，如发生溃破则出现疼痛、出血，伴感染者有恶臭及大量脓血性分泌物，肿块较大者造成活动不便。

病变好发部位以大阴唇多见，约占2/3，发生在小阴唇、阴蒂及后联合者约占1/3。早期病变为局部出现小的结节或小的溃疡，晚期则出现典型的菜花状肿物或大面积的溃疡面。

由于外阴部有丰富的淋巴管网，故外阴癌的主要转移途径是淋巴播散。由于外阴两侧的淋巴管是互相交通的，故一侧的癌肿可转移至对侧淋巴结。外阴癌淋巴转移的一般顺序是腹股沟浅淋巴结→腹股沟深淋巴结→闭孔和髂淋巴结→主动脉旁淋巴结→左锁骨下淋巴结。但阴蒂旁的癌肿除这一途径外，也可沿阴蒂背静脉旁的淋巴管及耻骨联合后方的淋巴管直接转移至闭孔淋巴结或髂淋巴结。

病理检查：外阴癌的病理分型有以下四种。①鳞状上皮细胞癌；②疣状癌；③基底细胞癌；④腺癌。

（1）鳞状上皮细胞癌：是最常见的一种类型，肉眼观察以溃疡型者为多，早期肿瘤表面可能完整，晚期表面往往溃破形成溃疡。溃疡边缘锐利、不规则、质硬，溃疡表面经常覆盖有出血坏死组织及脓性分泌物。侵犯深部组织者肿块固定，局部疼痛。镜检绝大多数肿瘤细胞分化较好。

（2）疣状癌（verrucous carcinoma）：为比较少见的高分化鳞癌，外观呈大小不等疣状物。病变呈乳头状伸入上皮下间质，癌细胞周围显示推进性边缘，无真性间质浸润，基底膜完整，组织相属低度恶性表现。

（3）基底细胞癌（basal cell carcinoma）：此病多发于面部，发生于外阴者少见，多为老年妇女。肿瘤生长缓慢，病程较长，很少向周围浸润性生长，淋巴结转移机会也少。肿瘤初发为结节状隆起，伴有色素沉着。继之出现溃疡，溃疡面平坦或略凹陷，边缘不规则。

（4）腺癌（adeno carcinoma）：外阴腺癌比较少见，可能来源于前庭大腺、皮肤汗腺、尿道旁腺、残留的中肾或中肾旁管遗迹。根据其原发部位不同，表现出的性状也不同。

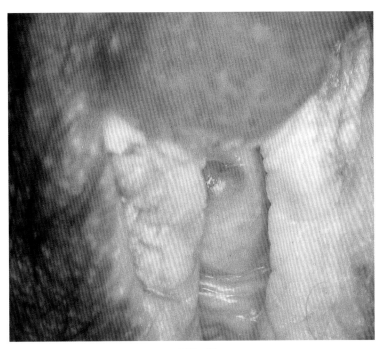

图6-11

外阴癌，位于阴蒂部位，其下方为双侧小阴唇白斑，上皮明显增厚、角化，质硬，弹性消失。

　　阴道镜检查：早期的外阴癌或高分化癌，肿瘤表面往往无溃破，周围皮肤常伴有色素减退及过度角化，弹性差。肿瘤表面呈红色，布满点状血管或出现反镶嵌图像。晚期外阴癌表面大多出现溃疡，溃疡边缘皮肤增厚、外翻，肿瘤表面坏死组织较多，阴道镜下呈猪油样改变，反光性较强，无组织结构。肿瘤如不伴有感染坏死，则表面有片状出血及高低不平的菜花样增生物，可见螺旋状血管，溃疡边缘有呈放射状排列的增生血管（图6-11）。

<h2 style="text-align:center">第二节　阴道疾病</h2>

一、阴道黏膜急性炎症

　　引起阴道黏膜急性炎症改变的最常见原因有滴虫阴道炎、念珠菌外阴阴道炎、哺乳期或绝经期急性非特异性感染引起的阴道炎。

　　滴虫阴道炎由阴道毛滴虫引起，阴道毛滴虫的生活能力很强，在3～5 ℃的温度下可生存21 d，在半干燥环境中能生存10 h左右，传染性特别强。可通过直接方式传播，如性传播，也可通过间接方式传播，如公共浴池、浴巾、游泳池、坐式马桶等。滴虫阴道炎的主要症状为外阴瘙痒及白带增多。阴道镜检查见阴道内有多量黄色脓性白带，含有小气泡。黏膜呈急性充血改变，黏膜表面布满点状血管，黏膜水肿，阴道皱襞呈红色圆形隆起，状如石榴籽。少数患者感染滴虫但无急性炎症反应，阴道黏膜充血不明显，在阴道穹或子宫颈黏膜表面出现散在的红色斑点状黏膜下出血，呈杨梅状图案（图6-12）。

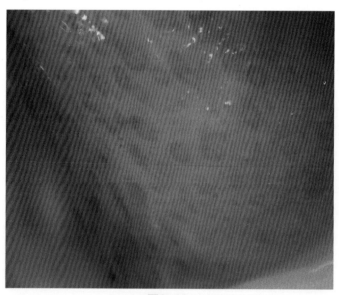

图6-12

阴道壁急性炎症，可见大量淋巴滤泡，周围被红色血管包绕，形成
花环状图形，整个阴道黏膜充血、潮红。此例为急性滴虫阴道炎。

念珠菌阴道炎也比较常见，发病率仅次于滴虫阴道炎，念珠菌阴道炎的病原体是白念珠菌。正常情况下约有10%健康妇女阴道中寄生有白念珠菌，孕期可能会更多一些。念珠菌可存在于口腔、肠道、阴道黏膜，但不引起症状，这三个部位的白念珠菌可互相传染，在局部环境适合时引起发病。念珠菌阴道炎的主要症状为剧烈的外阴瘙痒、灼痛，严重者导致坐卧不安、痛苦异常。典型的白带为白色块状、豆渣样或凝乳样，紧紧贴覆在前庭黏膜及阴道黏膜表面，阴道黏膜充血，有时可见表浅的小溃疡。阴道镜检查见阴道黏膜呈弥漫性充血，黏膜表面附着一层白色膜状物，擦去白膜显露出黏膜表面，可见小的黏膜缺损或出血点。病变部位好发于小阴唇内侧及阴道下1/3黏膜。

老年性阴道炎患者由于雌激素水平低落，阴道黏膜变薄展平，皱襞消失、充血、伸展性差，黏膜下有散在的片状出血斑，也可见网状血管。

二、阴道黏膜慢性炎症增生

阴道黏膜由于长期慢性炎症刺激，引起阴道上皮增生、肥厚，阴道皱襞呈乳头状突起，一般无临床症状，多数患者因无意间发现阴道内有颗粒状突起物而前来就诊。检查阴道黏膜，色泽正常，皱襞突出明显，外观为圆形乳头状突起或犬牙状突出，基底部较宽，经验不足的医生易将其误诊为尖锐湿疣。病理检查，镜下见鳞状上皮全层呈肥厚性增生，上皮细胞增大，排列尚整齐，细胞核略增大，无异型性，染色质不深染，间质有少量白细胞浸润。

阴道镜检查：阴道皱襞增多，明显突出，呈圆形乳头状或犬牙状突出，基底部较宽，表面光滑，无分支现象。由于其被覆鳞状上皮，对醋酸反应不明显，表面无血管增生（图6-13）。

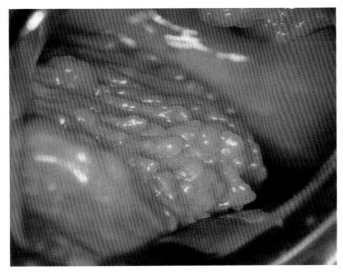

图6-13

阴道黏膜慢性炎症增生，阴道皱襞明显肥厚，间沟加深，黏膜轻度充血、水肿，表面光滑，光泽度好。病理结果为阴道黏膜慢性炎症增生。

三、阴道壁息肉

阴道壁息肉比较少见，引起阴道壁息肉的最常见原因为分娩过程中造成的黏膜撕裂伤，或侧切切口缝合时黏膜对合不整齐，或黏膜下有丝线结，长期异物刺激导致周围组织炎症性增生，久之形成阴道壁息肉。

阴道壁息肉一般无症状，息肉较大时出现接触性出血，分泌物增加；息肉突出黏膜较长时，患者有异物感。

阴道镜检查： 息肉外观为鲜红色，呈舌状或丛状突出，舌状者往往有一细蒂；丛状者基底部较宽。息肉质地柔软，触之易出血，表面光滑，色泽均匀，反光性好，涂3%醋酸后表面色泽及形态无明显改变（图6-14）。

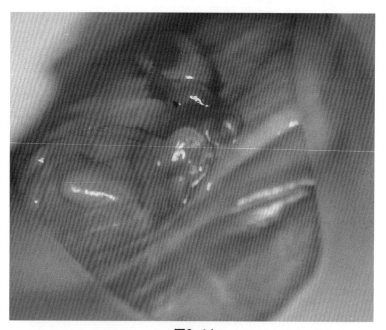

图6-14

阴道壁息肉，阴道侧后壁，原阴道黏膜裂伤缝合处，呈丛状突出多个阴道息肉，无细蒂，基底宽，表面鲜红色，质软，触之易出血。病理结果为阴道壁息肉。

四、阴道尖锐湿疣

阴道尖锐湿疣的病因与外阴尖锐湿疣一样，也是由HPV感染引起的，阴道尖锐湿疣常合并有滴虫阴道炎或念珠菌阴道炎。

阴道尖锐湿疣的临床表现为阴道分泌物增多，合并滴虫感染者为黄色稀薄脓性分泌物，伴有念珠菌感染者则为白色块状白带，并有剧烈的外阴瘙痒或烧灼样疼痛。尖锐湿疣在阴道内可呈片状、菜花状或巨块状生长，肿物较大时，可能出现性交出血，如伴有感染坏死，阴道内有多量血脓性分泌物排出，并有恶臭。

　　阴道尖锐湿疣易和阴道壁黏膜慢性炎症增生相混淆，特别是犬牙状增生的阴道黏膜慢性炎症，如临床经验不足，易误诊为尖锐湿疣。阴道尖锐湿疣的外观常有以下几种类型：①小菜花型，多为单个孤立病灶，互不融合，体积较小，一般见于疾病早期阶段。②结节型或团块型，是由单个病灶继续增长扩大或多个病灶互相融合形成团块。③弥漫生长型，此型累及阴道黏膜面很广泛，严重者全部阴道黏膜几乎都被波及。

　　阴道镜检查：阴道尖锐湿疣与外阴尖锐湿疣比较，表面角化程度轻，肉眼观色泽较白，质更脆，镜下见病变表面呈雪白色，有分支或呈珊瑚状参差不齐。涂3%醋酸后表面上皮水肿变白，如雪塑状，在白色背景下可见散在之丝球状红色血管团，血管收缩性能良好。弥漫型在阴道镜下见阴道黏膜全部被白色棘状突起物覆盖，棘状突起物上可见红色血管襻。若合并感染坏死，表面覆盖大量脓性分泌物或坏死组织，镜下看不清结构，呈猪油样改变，组织极脆，触之易出血（图6-15）。

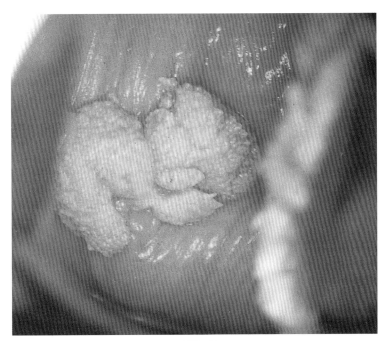

图6-15
阴道壁尖锐湿疣,阴道侧壁突出两个菜花状肿物，基底宽，表面高低不平，
布满刺状小分支。涂3%醋酸后表面变白，病理结果为尖锐湿疣。

五、阴道壁囊肿

　　阴道壁囊肿比较少见，常见的有中肾管囊肿和包涵囊肿两种类型。

　　中肾管囊肿又称加特纳（Gartner）囊肿，比较常见，属中肾管遗迹。胚胎发育早期，生殖嵴内有两种管状结构，即中肾管与中肾旁管，若为女性胎儿，中肾旁管发育成女性生殖道，中肾管萎缩。中肾管位于输卵管系膜中，向下在阔韧带内沿子宫侧壁、子宫颈侧壁走行，再沿阴道前侧壁而终止于阴道口。在其走行途中任何部位出现退化不全均可发生囊肿，发生在阴道者称为阴道囊肿。

阴道中肾管囊肿大多位于阴道前外侧壁，以单个多见，一般直径2～3 cm，巨大者也可达6～7 cm。阴道壁囊肿一般无自觉症状，巨大者可能影响性生活，甚至阻塞产道影响分娩。位于膀胱与阴道前壁之间者可压迫膀胱，出现膀胱刺激症状或排尿困难。

阴道壁囊肿的诊断并不困难，妇科检查在阴道前壁或侧壁可触及囊性包块，张力不太大，部分阴道壁可能被扩展得比较薄，肉眼观察似乎可见到较薄的囊壁及囊内清亮的囊液。

包涵体囊肿的成因是分娩时引起阴道黏膜撕裂伤，或手术切口缝合时层次对合欠佳，阴道黏膜被翻入伤口深层，这些上皮继续增生、脱屑和液化形成囊肿。

包涵体囊肿的临床特点为多发生在阴道的后壁或侧壁靠近阴道外口处，一般多为单个，体积较小，表面被覆阴道黏膜，囊内为皮脂样物。

患者多无临床症状，常于妇科检查时偶然发现。如囊肿增长较大或合并有感染，则出现疼痛不适等症状。

阴道镜检查：中肾管囊肿如体积较大，其表面被覆的阴道黏膜往往被伸展得非常菲薄，甚至于暴露出囊壁，阴道镜下可见囊壁表面布满树枝状血管，血管分支良好，囊内呈淡黄色反光。包涵体囊肿一般都比较小，大多数表面被覆阴道黏膜，个别患者在阴道黏膜较薄处，也可暴露出囊肿壁，表面很少有血管，囊内容物呈灰白色、反光（图6-16）。

六、阴道腺病

正常情况下阴道及子宫颈阴道部表面覆盖鳞状上皮，一般不含腺体。阴道腺病（vaginal adenosis）是指阴道和子宫颈的鳞状上皮表面或黏膜下出现腺上皮或腺体分泌物。

20世纪60年代末期，国外在研究孕期服用己烯雌酚（DES）对其子代的影响时发现，除易出现胎儿畸形（海豹样儿）外，其女性子代成年后易患子宫颈腺癌及阴道腺病。特别在孕8周前服用己烯雌酚，其女性子代阴道腺病的发生率高达70%，孕15周后服己烯雌酚者发病率下降至6%，孕18周以后服用者，其子代未发现有患阴道腺病者。当然阴道腺病患者不一定在宫内时都受过己烯雌酚的影响，国内一些关于阴道腺病的报道，大多未发现有己烯雌酚史。

关于阴道腺病的病因，多数学者认为与中肾旁管退化过程中的残留有关。如孕早期服用己烯雌酚，女性胎儿受其影响、中肾旁管尾段的上皮及泌尿生殖道上皮可能受到刺激，使部分腺上皮残留，成年后发生阴道腺病。而

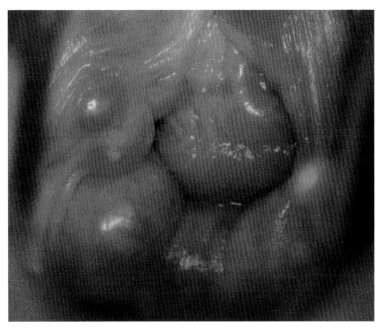

图6-16

多发性阴道壁囊肿，阴道侧后壁可见多个小囊肿突出，阴道壁被压迫变薄，似可直接看到囊壁，囊壁张力较大，表面分布有细小血管，内容物青灰色，半透明状。

孕期未受己烯雌酚影响的患者，可能是中肾旁管在退化过程中残留少量腺上皮。也有学者认为阴道腺病的起因是由鳞状上皮下的基底细胞化生而来。在青春期，卵巢功能建立，体内雌激素水平增高，残留在鳞状上皮下的腺上皮开始活动，如再合并感染则易出现临床症状。

　　病理检查： 阴道腺病的病理改变，常见有以下类型：①隐匿型，阴道表面黏膜正常，腺体在黏膜下呈管状或泡状，被覆单层柱状或立方上皮，类似子宫颈腺体。②囊肿型，呈大小不等的单个或多个囊状结构，腺体大部呈囊状扩张，故也称之为扩张型。③斑点型，腺上皮突出至阴道黏膜内，表现为红色斑点状或糜烂状，碘试验阴性。④腺瘤型，如腺上皮过度增生，有时可突出阴道黏膜，如息肉样。⑤如子宫颈黏膜下病变范围较广，大小不等的囊状突起使子宫颈外观变得不规则，状如鸡冠。

　　阴道腺病一般无临床症状，如病变范围广泛，累及面大，可有阴道分泌物增加，如合并有感染或破损，阴道分泌物呈脓性或血性，并出现阴道灼痛，性交不适甚至疼痛，也可出现接触性出血。

　　妇科检查时可发现在阴道上1/3或穹隆部黏膜表面散在分布红色斑点或小结节，或为糜烂、溃疡状。面积一般都比较小，直径1~5 mm。部分患者病灶为息肉状或黏膜呈嵴状隆起。病变也可累及子宫颈，如未穿透子宫颈黏膜，子宫颈表面呈鸡冠状突起或舌状突起，如穿透子宫颈黏膜，病变处为红色，有接触出血。

　　阴道镜检查：在阴道上1/3出现阴道黏膜的缺失，代之以红色柱状上皮，类似腺体开口或柱状上皮岛。该部位碘试验不着色，阴道镜下可见柱状上皮，涂醋酸后出现不典型的"葡萄串"样改变，柱状上皮表面可能见到点状血管，或呈反镶嵌样改变。病灶周围为正常的鳞状上皮，病灶如未穿破阴道黏膜，表面呈圆形隆起，类似于腺囊肿样改变（图6-17）。

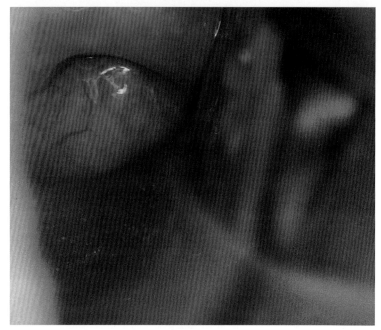

图6-17
阴道腺病，阴道侧壁鳞状上皮区出现数个红色突起物，高出于阴道黏膜
表面，表面被覆柱状上皮。病理结果为阴道腺病。

　　阴道镜检查有助于阴道腺病的诊断，但要确诊还需进行活体组织检查。在阴道镜观察下，选择距子宫颈柱状上皮区较远的病灶活检，以免与子宫颈的腺上皮相混淆。凡在阴道黏膜下发现类似子宫颈黏膜、子宫内膜或输卵管黏膜的腺体，或阴道的正常鳞状上皮被腺上皮所取代，按照Robbey的病理诊断标准，均可诊断为阴道腺病。

　　阴道腺病的主要预防措施：妊娠期，尤其在孕8周之前应避免应用合成雌激素类药物，如己烯雌酚等。阴道腺病一般无须特殊治疗，但由于部分患者远期可能发展成透明细胞癌，故定期的随访观察是必要的。

七、阴道恶性黑色素瘤
　　阴道恶性黑色素瘤（melanoma of the vagina）是一种恶性程度很高的

肿瘤，其生长快，特别容易经血行播散造成早期远处转移。

阴道原发性恶性黑色素瘤比较少见，仅占原发性阴道癌的1%～3%，发病年龄多为老年妇女，大多在50～70岁。

阴道恶性黑色素瘤可发生在阴道的任何部位，外观呈黑色斑片状，也可呈乳头状、结节状或形成溃疡。色泽多为深黑色，也有蓝黑色者，与周围正常鳞状上皮界线清楚。

病理检查：阴道恶性黑色素瘤具有以下特征。①交界细胞增生活跃。②瘤细胞内或细胞外有深黑色或褐黑色色素颗粒。③细胞有明显的异形性，核深染，染色质分布不均，核仁增大，有核分裂相。④肿瘤周边组织常伴有炎症细胞浸润。

阴道恶性黑色素瘤早期可无任何临床症状，随着肿瘤的增大可出现阴道分泌物增加，性交出血或不规则阴道出血。晚期肿瘤可形成包块，肿瘤坏死、感染则出现阴道内大量血脓性分泌物，如伴有黑色瘤块排出则排出物呈褐黑色。肿块较大者压迫尿道引起排尿困难、性交困难，晚期则出现疼痛。该肿瘤为血行扩散，易发生的转移部位有肝、肺、脑等。

阴道镜检查：阴道黏膜表面出现片状黑色斑块，色泽深黑，大片状周围呈卫星状散在分布黑色小斑点，不突出黏膜表面。如肿瘤继续生长则呈乳头状突出，表面高低不平。晚期阶段发生坏死、溃破，表面被覆褐黑色血性分泌物（图6-18）。

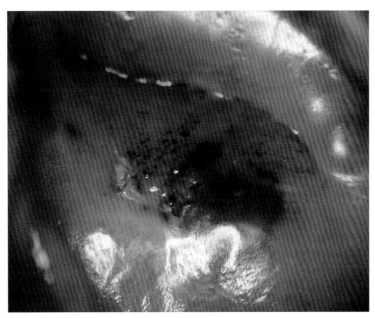

图6-18

阴道恶性黑色素瘤，阴道侧壁及子宫颈表面可见大片状黑色素沉着区，周围呈卫星状分布点状黑色素沉着。病理结果为阴道恶性黑色素瘤。

　　阴道恶性黑色素瘤易发生远处转移，临床医生一旦疑诊为阴道恶性黑色素瘤，禁止做钳咬活检，以防肿瘤迅速扩散。应在做好手术准备的情况下，切除孤立病灶送冰冻切片，确诊后根据病变部位、病灶大小做根治性切除。

第三节　子宫颈炎症性疾病

　　子宫颈炎的病因同全身其他部位的炎症一样，是由多方面的因素引起的，如机械刺激、细菌及其他病原体感染、内分泌改变、化学或放射性损伤等。

　　长期慢性的机械刺激或损伤是引起子宫颈炎症性改变的常见原因之一。如未婚妇女患子宫颈炎者少，而已婚妇女则有半数以上患有子宫颈炎。另外，诊断性刮宫、人工流产扩张子宫口、中期妊娠引产及分娩时子宫口的扩张，均可造成子宫颈较深的撕裂伤。子宫颈管内的柱状上皮有很多皱襞，形成复杂的间隙，构成细菌繁衍的场所和向深部组织及淋巴管侵犯的通道。这些都是造成子宫颈炎的原因，也是慢性子宫颈炎不易彻底治愈的原因所在。

　　病原体感染也是子宫颈炎的原因，如一般性致病菌中的葡萄球菌、链球菌等，特殊感染的结核杆菌，原虫感染的阴道毛滴虫，阿米巴滋养体等。

　　雌激素与子宫颈糜烂之间的关系已受到人们越来越多的重视和研究。一种学说认为子宫颈糜烂是子宫颈管柱状上皮对雌激素的过度反应，是子宫颈管黏膜过度增生的结果，与子宫颈炎毫无共同之处。子宫颈黏膜过度增生所形成的大量皱襞和间隙，是细菌繁殖的良好场所。大量的临床现象也说明，子宫颈糜烂与雌激素之间关系密切。如在新生的女性婴儿中，约有1/3的女婴有所谓"先天性糜烂"，其原因是妊娠末期，女性胎儿受母体雌激素的影响，子宫颈管柱状上皮向外生长，超越了子宫颈外口，形成先天性糜烂。但此时子宫颈、阴道内并无炎症现象。另外，成年人子宫颈糜烂多发生在卵巢功能旺盛的生育年龄。反之，哺乳期或绝经后，尽管此时阴道炎比较多见，但由于此时雌激素水平下降，子宫颈糜烂的发生率明显降低。以上这些现象都说明子宫颈糜烂与体内雌激素水平有一定关系。

　　除上述因素外，腐蚀性较强的药物、放射性损伤等，均可引起阴道炎或子宫颈炎，但比较少见。

一、急性子宫颈炎

　　急性子宫颈炎（acute cervicitis）可由致病菌直接感染子宫颈引起，也可继发于子宫内膜或阴道的炎症，如滴虫阴道炎、念珠菌阴道炎，或者其他非特异性细菌感染。

　　病理检查：病理改变主要表现为子宫颈充血、水肿，子宫颈管黏膜外翻，子宫颈管内常有大量脓性分泌物外溢。病理切片见黏膜、间质有广泛的多形核白细胞及淋巴细胞浸润，炎症也可通过上皮累及腺体的管腔，引起上皮脱落，管腔扩张并充满大量脓性分泌物。

白带增多是急性子宫颈炎的主要症状。白带的性质因病原体不同而异，如滴虫性为黄色稀薄脓性、泡沫样白带，并伴有外阴瘙痒。如病变累及尿道、膀胱或子宫骶韧带，则出现膀胱刺激症状，尿急、尿频、尿痛及腰骶部疼痛。

阴道镜检查：子宫颈呈急性充血状，黏膜潮红，布满网状血管或点状、螺旋状血管。如合并腺体感染，则子宫颈表面散在分布多个黄色小泡状脓点，腺体开口被脓液充满。低倍镜下在子宫颈急性充血的背景下，布满多个黄色小米样泡状隆起。子宫颈管内充满脓性栓子。

滴虫感染引起的急性子宫颈炎，黏膜下有散在出血点，状如散在的玫瑰花瓣。念珠菌引起的急性子宫颈炎，子宫颈黏膜表面紧紧贴覆一层白色膜状物，强行撕去白色膜状物，易引起出血（图6-19）。

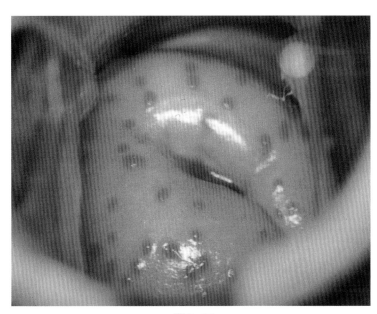

图6-19

滴虫阴道炎，拭去阴道内脓性分泌物后，子宫颈表面光滑，散在分布小
　　片状出血斑，呈玫瑰疹样。

二、慢性子宫颈炎

慢性子宫颈炎是已婚妇女最常见的一种疾病。据调查，已婚妇女半数以上都患有此病。由于子宫颈炎和子宫颈癌的发病有一定联系，因此给患病妇女造成很大精神压力。

慢性子宫颈炎可继发于急性子宫颈炎之后，亦可发生于各种原因造成的子宫颈裂伤之后，因其损伤为外界细菌侵入创造了条件。子宫颈黏膜具有非常复杂的皱襞和间隙，病原体侵入其深处腺体后很难彻底治愈，从而导致病程迁延反复而成为慢性炎症。

慢性子宫颈炎为一泛称，它包括子宫颈糜烂、子宫颈肥大和腺体囊肿。

也有人把子宫颈息肉、子宫颈裂伤及外翻统统列入这一范畴。

（一）子宫颈糜烂

子宫颈糜烂是慢性子宫颈炎的局部特征之一，长期以来临床医生将慢性子宫颈炎和子宫颈糜烂视为同义词，第8版《妇产科学》（人民卫生出版社，2013年）把这一改变称之为"生理性柱状上皮异位"，但临床医生仍习惯使用"子宫颈糜烂"这一术语。

1.子宫颈糜烂的类型　根据其病变过程的不同，将子宫颈糜烂分为以下几种类型。

（1）假性糜烂：糜烂的病理学概念是指"表面上皮的脱落"，而临床工作中常见的子宫颈糜烂，多为子宫颈外口周围的红色区域。阴道镜检查时，在红色区域表面涂3%醋酸后，可见到红色区域局部呈"葡萄串"样改变，此乃柱状上皮水肿引起。如对该处行活体组织检查，显微镜下可见到表面被覆柱状上皮。因此，如严格按照糜烂的病理学定义，此处并不属于糜烂，故有人建议称为假性糜烂。临床工作中所见到的子宫颈糜烂，多属此种（图6-20）。

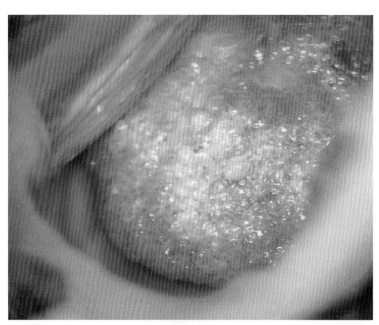

图6-20

子宫颈假性糜烂，糜烂面涂3%醋酸后，柱状上皮迅速水肿、变白，呈典型"葡萄串"样改变。此是鉴别鳞状上皮和柱状上皮的有效方法，鳞状上皮涂3%醋酸后无此典型改变。

（2）真性糜烂：由于子宫颈表面经常有较多的黏液或脓性分泌物覆盖，这些分泌物长期刺激、浸渍子宫口周围的鳞状上皮，再加上子宫颈深层组织的炎性浸润，使覆在子宫颈表面的鳞状上皮失去活力而脱落，形成溃疡，这就是真性糜烂。但这一糜烂面很快就被其周围的柱状上皮所覆盖，形成表面呈颗粒状、有一定光泽的红色区域，即假性糜烂。我们日常工作中所发现的子宫颈糜烂，多属于假性糜烂，而真性糜烂只是这一病变过程中的一个短暂阶段，其转归将是表面被柱状上皮覆盖而成为假性糜烂（图6-21）。

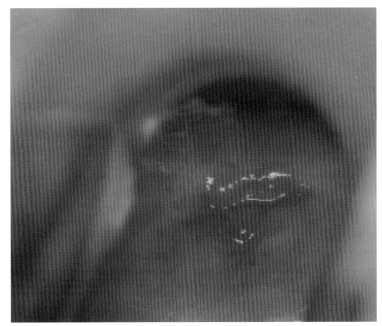

图6-21

子宫颈真性糜烂，部分鳞状上皮剥脱，尚未被柱状上皮覆盖。糜烂面呈红色，表面光滑，与周围的正常鳞状上皮有一条清晰的分界线。

根据病变程度的不同，子宫颈糜烂的外表特征也有很大差异。临床工作中常将子宫颈表面柱状上皮生长缓慢，仅为较正常的单层柱状上皮覆盖，外观平坦，表面潮红、光滑的这一类型称为单纯型糜烂。如柱状上皮生长速度快，并向间质生长，形成腺体增生、扩张，肉眼观表面呈细小颗粒状，称为颗粒状糜烂，或滤泡型糜烂。如间质增生明显，子宫颈表面形成许多小的突起或沟回，肉眼观表面高低不平，此种类型糜烂称为乳头状糜烂。

以上的分类方法是根据糜烂的病理学概念进行的。前已述及，子宫颈糜烂的原因很多，除与创伤造成子宫颈黏膜撕裂、继发细菌感染导致上皮脱落形成糜烂有关外，还与体内内分泌的改变有关，因此又有人将这种类型的糜烂分为先天性糜烂和后天性糜烂。

（3）先天性糜烂：在胎儿发育期，除阴道上皮外，其他生殖道上皮皆起源于体腔上皮。当胚胎发育至第3或第4个月时，子宫颈管内的圆柱状上皮和子宫颈阴道部表面的鳞状上皮已经可以明显地区分，此时两型上皮的交界处不是在宫口,而是位于子宫颈管内。当胚胎发育至第6~7个月时,子宫颈的柱状上皮已具备了分泌功能。在妊娠晚期,这些柱状上皮受母体雌激素的影响,子宫颈黏膜柱状上皮增生,开始向子宫口外方生长,并超越了子宫口,因此约有1/3新生女婴子宫颈外观类似成人的子宫颈糜烂。由于此时并不存在裂伤、感染等形成子宫颈糜烂的因素,故把这种糜烂称为先天性糜烂。出生后来自母体的雌激素影响逐渐消退,新生女婴的这种糜烂也自行消退。

(4)后天性糜烂:后天性糜烂是和先天性糜烂相对而言,多发生在卵巢功能旺盛的生育年龄妇女,子宫颈管柱状上皮受卵巢产生的雌激素影响而出现过度增生,超过子宫颈外口,从而使子宫颈外口呈糜烂状。此种糜烂的外观与炎症引起的糜烂无异,只是引起糜烂的原因不同而已。这种糜烂多见于妊娠期,产后大部分都能自行消退。由于病因不同,其临床表现多少有一些差异。此类患者的白带也会增多,但白带的性质为清亮黏液状,紧紧贴附于子宫颈表面,不易擦掉。病理检查时柱状上皮细胞下没有炎症细胞浸润,而有腺体和间质增生。说明这种糜烂可能和内分泌改变有一定联系,而和炎症似无直接关系。当然在糜烂的基础上很容易继发炎症感染,但这种炎症表现只是结果,而不是糜烂的原因。

2.子宫颈糜烂的修复过程

子宫颈糜烂的修复过程一般分为两种形式:一种为糜烂面附近的鳞状上皮向覆盖糜烂面的柱状上皮下生长,逐渐将柱状上皮推移,最后完全替代柱状上皮覆盖整个糜烂面,这是由鳞状上皮直接覆盖的形式,一般称之为鳞状上皮化。另一种形式为间接替代, 正常情况下,在柱状上皮下存在着一种较少的圆形细胞,称为储备细胞,这种细胞具有一定的增生和分化能力。这些储备细胞不断增生、分化为鳞状上皮细胞,代替柱状上皮细胞覆盖整个糜烂面,使糜烂面重新被鳞状上皮覆盖而修复,此一过程称为鳞状上皮化生。在修复过程中,新生的鳞状上皮往往呈片状散在分布,或呈条索状走行于糜烂面中。由于这种新生的鳞状上皮生于有炎症改变的组织之上,所以极易脱落。一旦遭受刺激,又重新出现糜烂,这种修复与脱落的反复出现,是糜烂不易痊愈的原因。

在子宫颈糜烂的修复过程中,鳞状上皮不仅可代替糜烂面的柱状上皮,也可沿着腺管向下伸延,使凹陷的腺体及增生的腺样间隙同样由复层上皮所代替,这种过程也称腺体鳞化。鳞状上皮化生在慢性子宫颈炎中是非常常见的一种现象。据统计,鳞状上皮化生发生率可高达70%~80%。转化区成熟的化生鳞状上皮对致癌物质不敏感,但未成熟的化生鳞状上皮都代谢活跃,在人乳头瘤病毒或致瘤物质的刺激下易发生异常增生,分化不良,最后形成CIN。

3.子宫颈糜烂的分度

轻度糜烂(Ⅰ度):糜烂面占整个子宫颈表面的1/3以内。

中度糜烂（Ⅱ度）：糜烂面占整个子宫颈表面的1/3～1/2。

重度糜烂（Ⅲ度）：糜烂面占整个子宫颈表面的1/2以上。

4.子宫颈糜烂的临床表现

（1）白带增多：白带增多为子宫颈糜烂的主要症状，有的甚至是唯一症状。由于病原体的不同，以及糜烂的范围及程度的差异，白带的性状也有所不同。如主要是柱状上皮增生引起的糜烂，炎症感染不明显，白带则主要为透明黏液；如子宫颈糜烂伴有明显的炎症感染，白带则呈黄色脓性、黏稠状。糜烂面积较小或为病变累及较浅的单纯性糜烂，白带量可能较少；如为病变累及较深、面积较大的重度糜烂，则白带量较多，偶尔也可能带少量血丝或血液，个别患者有时也可能主诉有接触性出血。

（2）疼痛：子宫颈糜烂出现疼痛症状者比较少见，当病原体累及范围较深时，炎症自子宫颈沿子宫骶韧带播散，或沿阔韧带蔓延，可引起慢性子宫旁结缔组织炎，出现腰骶部疼痛、盆腔下坠痛及痛经。如炎症波及主韧带，可出现性交痛，影响性生活。妇科检查时如触及子宫颈，患者即感腰骶部或髂窝部疼痛，此种疼痛多在月经、性交或妇科检查后加重。

（3）膀胱症状：子宫颈的炎症可经淋巴途径播散或直接蔓延至膀胱周围结缔组织，甚至达膀胱三角区，从而刺激膀胱出现尿频、尿痛症状，有时也可继发尿路感染。

5.子宫颈糜烂的阴道镜检查

由于子宫颈糜烂的程度不同，以及子宫颈糜烂始终存在着病灶的扩展和修复互相交替的病理改变，所以在阴道镜检查时可见到各种不同的阴道镜图像。

典型的子宫颈假性糜烂表面被覆柱状上皮，与周围的鳞状上皮有明显的分界线，未涂3%醋酸前阴道镜下可见红色细小的颗粒状突起，涂3%醋酸后，糜烂面的柱状上皮水肿、变白，数秒后可见到成簇的"葡萄串"样图像，每个"小葡萄"界线清晰，半透明状。如柱状上皮增生比较活跃，则在"葡萄"的表面出现螺旋状血管或血管襻。周围的鳞状上皮涂3%醋酸后无明显变化，但其和柱状上皮的边缘变白，呈现一条白色分界线。

真性糜烂或单纯性糜烂，由于其表面无柱状上皮或仅有一薄层柱状上皮，故涂3%醋酸后见不到典型的"葡萄串"，仅可见一潮红区，有时伴有一些分支良好的增生血管，看不到明显的白色鳞柱分界线。

乳头型糜烂由于间质增生，形成许多较深的间隙，阴道镜下可见一些不规则的隆起或凹陷，也有一些凹陷呈脑回样或嵴状排列（图6-22）。

处于修复阶段的子宫颈糜烂，常见到从鳞状上皮区向糜烂面伸出多条新生鳞状上皮条索，这些新生的鳞状上皮非常菲薄，呈粉白色半透明状。这些鳞状上皮互相融合覆盖糜烂面，有时在新生的鳞状上皮区残留一些未被覆盖的柱状上皮，即形成所谓的柱状上皮岛。

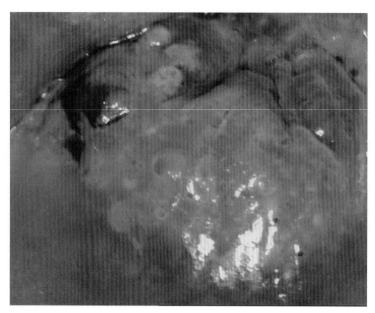

图 6 −22

脊样突起，宫颈管内纵形突起。

在鳞状上皮区很容易看到腺体开口，这些开口呈圆形或椭圆形，口内充满透明黏液。在子宫颈炎修复过程中如这些腺体开口被闭塞，黏液潴留形成腺体囊肿。腺体囊肿表面呈穹形隆起，内容物为淡黄色或青白色黏液，表面可见树枝状血管。有些腺体囊肿四周有放射状血管分布。

（二）子宫颈肥大和腺体囊肿

子宫颈肥大和腺体囊肿也是慢性子宫颈炎常见的一种表现，子宫颈肥大和腺体囊肿可以单独存在，也可以同时发生。前者是指子宫颈体积的增大，后者是由于种种原因造成腺体开口的闭锁，腺体分泌物潴留而形成囊肿。

病因：由于慢性炎症的长期刺激，子宫颈组织发生充血、水肿，子宫颈腺体及间质增生，腺管受周围增生组织的挤压，使腺体产生的黏液难以排出，而形成潴留囊肿，较表浅的腺体囊肿向子宫颈表面突出，很容易观察到，而深部的腺体囊肿常导致子宫颈呈不同程度的增粗、变大，一般习惯称之为子宫颈肥大。深部腺体囊肿肉眼观察难以发现，但进行B超检查时可见到子宫颈肌壁间有大小不等的圆形液性暗区。

肥大的子宫颈表面由于损伤或炎症刺激也可以出现鳞状上皮脱落、柱状上皮增生而形成糜烂。当炎症经过治疗后，子宫颈局部充血、水肿消退，子宫颈表面重新被鳞状上皮覆盖，又恢复为光滑状。但是，增生的结缔组织并不消退，依然存在，故子宫颈仍维持其肥大的外观，有时甚至可增大1～2倍以上。

子宫颈肥大和腺体囊肿的主要临床症状为白带增多。另外，由于结缔组织增生及炎症沿子宫颈旁或经子宫骶韧带向盆腔扩散，故患者经常主诉有腰骶部疼痛或会阴部坠胀感，这是子宫颈肥大比较突出的两个症状。

　　子宫颈肥大的阴道镜检查：子宫颈明显增大，由于局部慢性炎症刺激引起子宫颈瘀血，子宫颈表面呈青灰色，鳞状上皮较厚，在鳞柱交界区可见数量不等的青白色或淡黄色潴留囊肿，囊肿表面可见分支血管，囊肿内容物为胶冻样黏液。子宫颈表面可呈光滑状或糜烂状，糜烂面涂3%醋酸后呈"葡萄串"样改变。鳞状上皮区有时可见到粗大血管，分支较差（图6-23）。

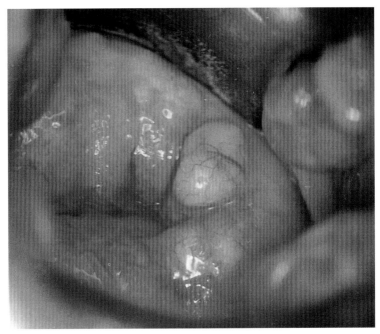

图 6 -23

　　子宫颈表面多个腺体囊肿，表面可见清晰的树枝状血管，内容物为淡黄色黏液。明显突出子宫颈表面，其周围有散在的增生血管，多见于慢性子宫颈炎。

三、宫颈息肉

　　宫颈息肉是子宫颈黏膜局限性增生而形成的堆集，是妇科常见的疾病之一。较大的息肉可能出现一定的临床症状，较小的息肉可无任何症状，只是在妇科检查时被发现。

　　病因：一般认为是由于慢性炎症长期刺激，引起子宫颈内膜的增生堆集。但也不是所有的子宫颈息肉均是子宫颈内膜引起的柱状上皮增生堆集。也常见到一小部分患者息肉发生于子宫颈阴道部的鳞状上皮部位，此种类型的息肉一般没有较细的蒂，呈舌状突出，质地比较坚实，不易出血，表面被覆鳞状上皮，色泽与子宫颈表面的颜色一致，呈粉红色。而起源于子宫颈管黏膜的息肉，大多有一个细长的蒂，表面鲜红色，质软，极易出血。息肉可单发，也可多发。多发性息肉往往蒂比较短，呈簇状堆集于子宫口处。息肉的大小不一，小者直径仅几毫米，大者可达数厘米。

宫颈息肉可发生于任何年龄，但多见于40~45岁以后的经产妇。

宫颈息肉虽为比较常见的妇科疾病，但由于其体积小，可无任何症状，往往因患其他妇科疾病检查时才被发现。较大的息肉可能出现白带增多，或主诉有接触性出血，特别在性交或排便后出现点滴状出血或血性白带，出血量一般不多。表面被覆鳞状上皮的息肉，由于其质地较韧，一般无接触性出血或血性白带。如宫颈息肉伴有较重的子宫颈炎，也可出现子宫颈炎的症状。

病理检查： 子宫颈管息肉病理检查时可见息肉中央为一纤维结缔组织形成的纵轴，其中血管多而密集，外有子宫颈固有的组织，包括腺体与间质，表面为子宫颈黏膜覆盖，组织成分和结构基本上与正常子宫颈组织相同，此为典型的息肉组织相。起源于子宫颈阴道部表面覆盖鳞状上皮的息肉比较少见，此种息肉实质上为子宫颈管组织增生后自子宫颈阴道部鳞状上皮区疝性脱出，与子宫颈管息肉的区别是表面被覆的上皮不同。

宫颈息肉一般均为良性，但摘除后常复发。宫颈息肉偶有恶变可能，恶变率为0.2%~0.4%，摘除后应常规送病理检查，以免延误诊断。

阴道镜检查： 根据宫颈息肉表面被覆的上皮不同，阴道镜下有两种图像。①属子宫颈管黏膜过度增生堆集而形成者，阴道镜下息肉呈鲜红色，有一定光泽，单发者有一较细的蒂，多发者呈簇状，基底较宽，蒂较短。涂3%醋酸后表面可见水肿的柱状上皮，但不像糜烂出现"葡萄串"样改变。整个息肉表面似有一层极薄的包膜，反光性好。②起源于子宫颈阴道部表面被覆鳞状上皮的息肉，为粉红色，从子宫颈鳞状上皮区突出，基底较宽，也有少数有一较细的蒂，质地较韧，涂3%醋酸后，上皮略呈白色改变，数秒后即恢复原状。前者较软，质脆，触之易出血；后者较硬，不易出血（图6-24）。

四、子宫颈结核

在女性生殖器结核中，子宫颈结核比较罕见，仅占女性生殖器结核的5%左右。大部分患者同时患有其他部位的结核，临床上最常见的是继发于子宫内膜结核或输卵管结核。原发性子宫颈结核比较少见，大多是肺或消化道的病灶经淋巴或血行播散至子宫颈。

根据病灶的形态不同，子宫颈结核可分为溃疡型、乳头型、粟粒型及间质型四种。①溃疡型多位于子宫颈后唇，呈单个或多个，边缘锐利，向内凹陷，基底为红色，表面被坏死膜状物覆盖。②乳头型也比较多见，子宫颈表面为菜花状，呈灰白色或鲜红色，质极脆，易溃烂出血。以上两型均易与子宫颈癌混淆，应引起临床医生警惕。③粟粒型病灶一般比较表浅，微小、散在，略突出于子宫颈黏膜，表面为灰白色。此型多由血行播散引起，是全身播

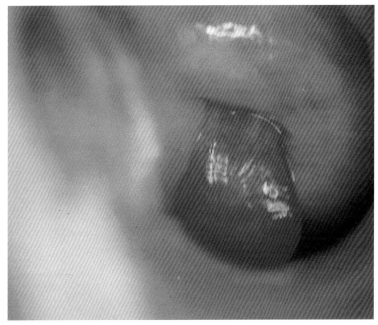

图6-24
宫颈息肉，子宫颈表面光滑，自子宫口突出一舌状息肉，呈鲜红色，质软，反光性好。息肉蒂部较细，伸入子宫口之内。病理结果为宫颈息肉。

散性粟粒型结核的一部分。④间质型病灶位于子宫颈组织深部，使子宫颈充血、增大，表面出现不规则隆起结节。

患子宫颈结核时，白带增多为其突出症状，白带为脓性，可能伴有接触性出血。由于子宫颈结核多数是由生殖器结核蔓延而来，少数是由其他部位的结核经血行或淋巴播散至子宫颈，所以临床表现除局部症状外，还常伴有生殖系统的其他症状，如月经异常，特别是月经量少甚至闭经、不孕、下腹包块等。当患者患有其他脏器的结核，可出现全身性症状，如消瘦、低热、乏力、腹泻与便秘交替、干咳、咯血等。询问病史时应注意家庭成员中有无结核病史。

子宫颈结核极易误诊，应根据患者有无结核接触史、生殖系统有无结核的临床症状做出综合判断。辅助检查可做子宫颈分泌物涂片抗酸染色，查抗酸杆菌，或分泌物培养结核杆菌，但其阳性率比较低。也可应用聚合酶链式反应（PCR）技术，检测子宫颈分泌物的结核杆菌脱氧核糖核酸（TB-DNA）。但最终的确诊，还是要靠子宫颈活体组织的病理检查。

阴道镜检查：子宫颈结核的阴道镜所见因其类型不同而异。①溃疡型边缘锐利，呈挖凿状，溃疡边周常伴有血管增生，溃疡表面为深红色，如合并感染，表面被覆一层无结构的灰白色脓苔。②乳头型表面高低不平，表面看不清结构，呈猪油样改变，组织极脆，触之易出血。以上两型阴道镜下也极难与子宫颈癌相鉴别（图6-25）。

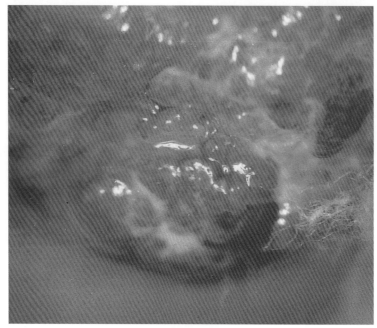

图6-25

子宫颈结核，子宫颈表面组织增生，水肿，质脆，易出血，表面覆盖一层
黄白色脓性分泌物，极易与子宫颈癌相混淆。病理结果为子宫颈结核。
（图右下角有一丛白色纤维状物，为沾上的棉絮）

第四节　子宫颈良性赘生性和非赘生性疾病

一、子宫颈中肾管囊肿

中肾管囊肿来源于胚胎时期中肾管遗迹，正常情况下，在人胚胎发育过
程中，随着生殖腺发生分化，男性的中肾旁管退化，女性的中肾旁管继续发
育，形成输卵管、子宫体、子宫颈和阴道上段。女性的中肾小管除近头端的
一部分继续发育形成卵巢冠，近尾端的中肾小管衍变成女性卵巢旁体外，其
余的逐渐退化。在病理情况下，中肾管遗迹的任何部分皆可由于不完全退化
或囊性扩张而形成囊肿。其中发生在子宫颈者，便称为子宫颈中肾管囊肿。

子宫颈中肾管囊肿多位于子宫颈的两侧壁，一般为单个，呈圆形或卵圆
形，直径多为2~5 cm。但有时也可能较大，引起性交困难或性交疼痛，甚至
阻碍分娩。如果子宫颈中肾管囊肿同时合并阴道和阔韧带中肾管囊肿时，彼
此也可相通，形成由盆腔至阴道的大囊肿。

子宫颈中肾管囊肿的内壁多为单层立方上皮或带纤毛的柱状上皮，有时

内壁还可见到复层鳞状上皮。囊肿内容物多为水样、浆液性液体。

　　阴道镜检查：在子宫颈表面突出小囊肿，表面隆起，分布有树枝状血管，走行清晰，囊肿内容物呈淡黄色或乳白色，稀薄、透光性好，若囊肿体积较大，个别部位囊壁极薄、透亮。

二、子宫颈黏膜下肌瘤

　　子宫肌瘤是女性生殖系统最常见的良性肿瘤之一，肌瘤生长在子宫颈者称为子宫颈肌瘤。根据肌瘤生长部位的不同，子宫颈肌瘤又可分为子宫颈浆膜下肌瘤、子宫颈壁间肌瘤及子宫颈黏膜下肌瘤三种类型。

　　较小的子宫颈黏膜下肌瘤无任何症状，随着肌瘤的增大，可能压迫子宫颈管引起不孕，患者往往是由于不孕而来就诊。如肌瘤继续增大形成一个较长的蒂，则肌瘤可脱出子宫口。此时患者出现白带增多，白带为水样或血性，部分患者主诉有接触性出血或不规则出血。

　　阴道镜检查：阴道镜下见子宫颈一侧突出一肿物，向子宫颈管或子宫口突出，表面被覆一层柱状上皮，涂3%醋酸后上皮水肿，可见成丛的、分布均匀的点状血管。若已形成蒂脱入阴道，由于阴道分泌物的刺激及摩擦导致覆盖表面的柱状上皮脱落，此时阴道镜观察肌瘤表面呈充血状，无结构；若表面感染、坏死，也可出现猪油样改变，易与子宫颈癌混淆。鉴别要点是肌瘤表面较光滑，质地硬，而子宫颈癌表面凹凸不平，组织脆，极易出血（图6-26）。

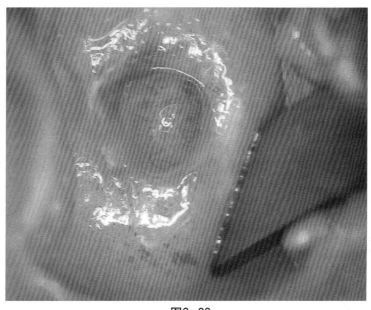

图6-26

子宫颈黏膜下肌瘤，子宫口呈开放状，子宫颈管内突出一圆形肿物，质硬，表面光滑，基底宽，表面可见树枝状血管，子宫颈后唇可见黏膜下出血斑。

三、子宫颈蓝痣

蓝痣好发于臀部、手背、足背、前臂等处，也可见于颜面。原发于子宫颈的蓝痣非常少见，其往往是伴发于全身性蓝痣，而子宫颈蓝痣是全身蓝痣的一种局部表现。子宫颈蓝痣一般都比较小，直径大多在5 mm以内，极个别直径可达1 cm。子宫颈蓝痣常发生在子宫口或子宫颈管，绝大多数无任何临床症状，仅在妇科检查或病理检查时偶然发现。

蓝痣的大体观呈蓝褐色或黑褐色，比黑色素痣颜色稍淡一些，多为单发。组织学检查为囊状富含色素颗粒细胞，其细胞形态为梭形者不易恶变，细胞形态为圆形者有恶变可能。平常所见的蓝痣，一般都是梭形细胞型。

阴道镜检查：在子宫颈表面或子宫颈管黏膜上，可观察到蓝褐色斑块，稍突出黏膜表面，镜下呈蓝灰色或淡灰色，周界不如黑色素痣那样清晰，镜下蓝痣的颜色比肉眼观察要淡。

四、子宫颈血管瘤

子宫颈血管瘤比较罕见，由于早期无任何临床症状，往往是因其他疾病就诊在妇科检查时发现。若血管瘤逐渐增大，常有白带增多、血性白带或接触性出血。

阴道镜检查：网状型在子宫颈表面出现密集血管网，紫红色，压之褪色。若血管瘤继续增大，则向子宫颈表面突出，暗红色，呈单个球形突起或表面高低不平，布满高度迂曲怒张之血管。

第五节　子宫颈上皮内瘤变和子宫颈恶性肿瘤

一、子宫颈葡萄状肉瘤

子宫颈葡萄状肉瘤是一种少见而恶性程度很高的肿瘤，多见于幼女，成人较少见。该肿瘤呈多叶状生长，根部有蒂，末端膨大，状如葡萄，淡红色透明状，质脆易脱落。

葡萄状肉瘤的主要症状是阴道血性水样分泌物，或不规则阴道出血，如肿瘤生长较大，可脱至阴道口外，如压迫尿道则出现排尿困难。对幼女出现不规则阴道出血或阴道口有肿物脱出者，应引起高度警惕。由于该肿瘤恶性程度高，远处转移快，预后很差。

阴道镜检查：可见子宫颈向阴道内突出多个透明葡萄状物，多分叶，有蒂互相连接，表面光滑，透光性好，呈浅红色半透明状，表面布有血管（图6-27）。

二、子宫颈上皮内瘤变

子宫颈上皮内瘤变（CIN）是与子宫颈浸润癌密切相关的一组癌前病变，它反映子宫颈癌发生发展中的连续过程。目前认为CIN的病因与HPV感染密切相关，但近期的研究发现，疱疹病毒Ⅱ型、巨细胞病毒也可能起辅助

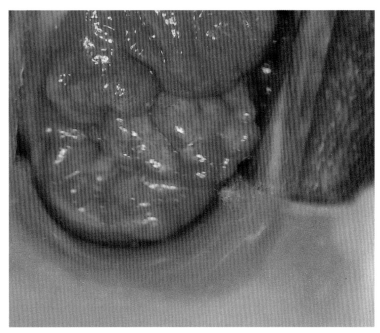

图6-27

子宫颈葡萄状肉瘤，子宫颈外形消失，突出多分叶葡萄状肿物，有蒂，互相连接，质脆，易出血。肿瘤表面布满点状、螺旋状血管。病理结果为子宫颈葡萄状肉瘤。

的作用。另外，多个性伴侣、初次性交年龄过小、吸烟、酗酒、大量应用免疫抑制剂等都可能是发生CIN的诱因。CIN的另一特点是既可向高级别发展，又可向低级别逆行转化，因此给CIN的保守治疗留下了很大空间。CIN分三级：CIN I 级，即轻度不典型增生；CIN II 级，即中度不典型增生；CIN III级，即重度不典型增生和原位癌。

子宫颈上皮内瘤变无特殊症状。偶有阴道排液增多，伴或不伴臭味，也可有接触性出血，发生在性生活或妇科检查之后。

CIN的诊断目前主张应用三阶梯技术，即子宫颈细胞学检查、阴道镜检查、病理检查。三者联合应用可大大提高癌前病变和癌的检出率。

液基细胞学技术在国内已普遍应用，由于其制片技术的改进，已明显提高了异常细胞的检出率。TBS诊断标准有逐渐替代巴氏五级分类趋势，它比巴氏五级分类更能体现CIN的发生发展过程。低度鳞状上皮内病变相当于CIN I 级，主要表现为表层细胞的异常改变，如细胞核增大、深染、胞浆丰富。高度鳞状上皮内病变相当于CIN II 级和CIN III级，它主要表现为中、底层细胞的改变，如细胞核深染、染色质颗粒增粗、细胞浆减少、细胞出现畸形等。

CIN的阴道镜表现随其级别增高而呈多样化，病变范围越广，累及象限越多，图像越复杂，则预示病变越严重。

CIN I 级：轻度，醋白上皮薄而扁平，有边界，但较模糊或不规则，伴有或无细小而规则的血管，毛细血管间距小，细小的点状血管或镶嵌极少见，无异型血管。碘试验阴性，呈淡黄色或部分着色。CIN I 级的阴道镜所见与未成熟鳞状上皮化生、HPV 感染所致的亚临床湿疣及炎性病变等较难鉴别。

CIN II 级：扁平醋白上皮，较厚，病变范围较大，边界清楚而规则，可见点状血管和（或）镶嵌，但血管形态仍较规则，血管间距增加，无异型血管。碘试验阴性，呈黄色或芥末黄。

CIN III 级：醋白上皮致密而厚，边界清楚，病变范围广，累及象限多，有时边缘卷曲，表面隆起不平或不规则，常见较粗大而形态不规则的点状血管和（或）镶嵌，血管间距增大不等，偶见异型血管。在 CIN III 级中常见到典型的异常三联征图像（醋白上皮、点状血管、镶嵌）。碘试验阴性，呈芥末黄或土黄色。

目前新阴道镜术语中也引入了低度鳞状上皮内病变和高度鳞状上皮内病变的概念，前者相当 CIN I 级，后者相当于 CIN II 级和 CIN III 级。

三、子宫颈癌

子宫颈癌为女性恶性肿瘤中最常见者，占女性生殖器恶性肿瘤的首位。患者年龄以 40～60 岁最多，30 岁以前患病者少见，60 岁以后又有下降趋势。但近年来子宫颈癌的年轻化趋势明显，已引起妇产科界的高度重视。

子宫颈癌早期阶段可无任何症状，随着病情的发展可出现白带增多及接触性出血，分泌物多为洗肉水样或米汤样，伴有恶臭，如为菜花型则极易出现阴道出血，有时出血量大，十分凶险。晚期出现因压迫周围神经而引起的下肢疼痛或盆腔部位剧烈的疼痛，若压迫输尿管则出现肾盂积水、尿毒症。如有远处转移，会出现相应部位的症状。

阴道脱落细胞学检查、阴道镜检查、活体组织检查是诊断子宫颈癌的有效手段。早期阶段，采用阴道脱落细胞学检查，辅以阴道镜检查，在阴道镜指导下对可疑病变部位活检，可大大提高活检的阳性率。

阴道镜检查： 由于子宫颈癌表现有局部组织的明显增生，因而其血管也呈适应性生长，并经常出现异形血管，如逗点状血管、螺旋状血管、血管排列紊乱等表现。

早期子宫颈癌其病变尚局限在基底层，肉眼观察子宫颈可能呈光滑状。但阴道镜检查可见到局部血管呈点状血管改变，也可出现镶嵌改变，上皮出现白色上皮改变。

发展至浸润癌阶段，肿瘤往往突出子宫颈表面。由于血管的生长速度难以适应肿瘤的快速生长，故引起局部缺血、水肿，阴道镜下整个背景呈橘黄色改变。癌组织向表面突出，可出现乳头状基底；癌组织如呈溃疡状改变，则往往有一锐利边缘。癌灶如伴有感染、坏死，其表面被覆一层灰黄色、混浊无结构之薄膜，镜下呈猪油样改变。癌肿如为内生型，子宫颈表面呈现殷红色无结构的图像，称无特殊红色区，质硬易出血（图6-28）。

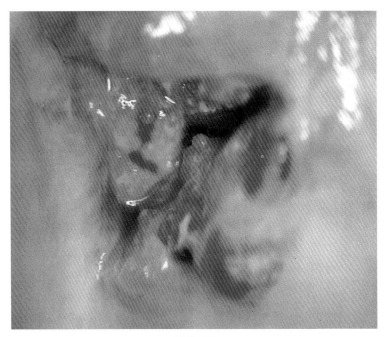

图6-28

空洞型子宫颈癌，子宫颈严重变形，有一"火山口"样溃疡，伴有感染、坏死，有大量米汤样分泌物，病灶深处覆盖有灰绿色坏死膜状物。

图谱

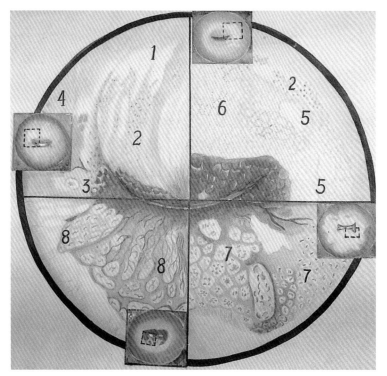

图1

异常阴道镜图像模式（1.致密醋白上皮；2.点状血管；3.转换区（内有
腺体囊肿及腺体开口）；4.正常子宫颈黏膜；5.扁平醋白上皮；6.镶
嵌； 7.乳头状基底；8.猪油状突起及异形血管）。

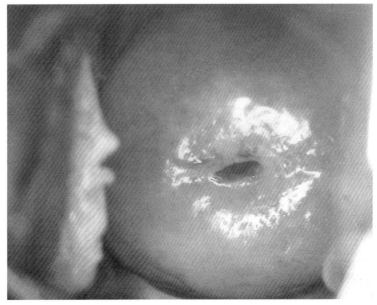

图2

正常子宫颈，黏膜光滑呈粉红色，子宫口为圆形，属未产型子宫颈。黏膜厚而均匀，弹性好。子宫口周围的白色片状物，为反光所致。

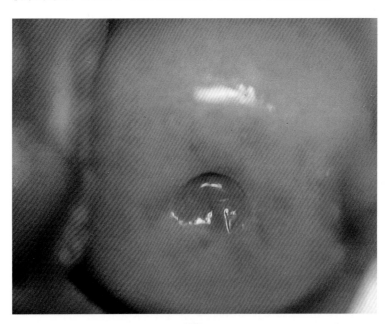

图3

正常子宫颈，子宫颈黏膜粉红色，子宫口四周黏膜稍薄，显露出细微血管。为近绝经期子宫颈，由于雌激素水平偏低，黏膜厚度欠均匀，鳞柱交界区退缩至子宫口处。

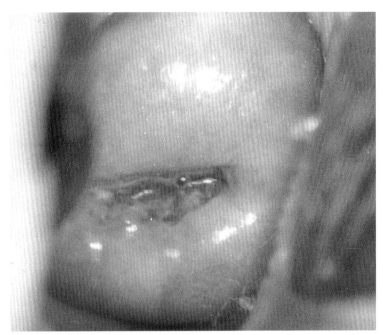

图4

子宫颈假性糜烂，糜烂面被覆柱状上皮，子宫口呈横"一"字形，属经产式子宫颈。子宫口处可看到一个小气泡，糜烂面的柱状上皮高低不平。

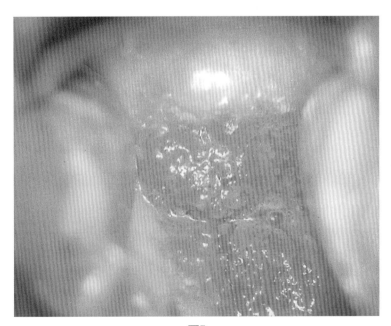

图5

子宫颈假性糜烂，子宫颈糜烂面被覆柱状上皮，可见多个圆形突起，表面反光性好，状如成串的葡萄，故常称之为"葡萄串"，是典型的柱状上皮阴道镜图像。

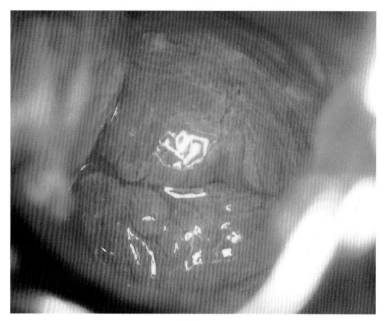

图6

子宫颈黏膜外翻，黏膜肥厚，可见许多较深的沟回及间隙。这些沟回及间隙是细菌藏匿和繁衍的场所，是导致子宫颈炎长期不易治愈的原因所在。

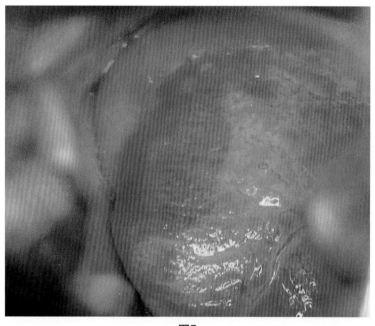

图7

子宫颈黏膜脱出，上部圆弧形为子宫颈前唇，表面为粉红色鳞状上皮，中、下部红色部分为脱出的子宫颈黏膜。黏膜表面覆盖一层白色黏液，易和黏膜下肌瘤误诊，但其质软，无蒂。

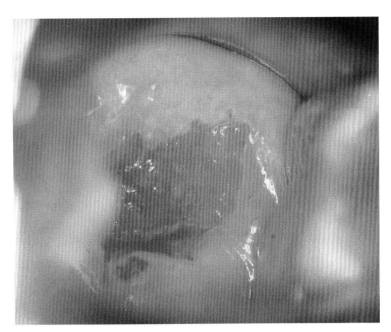

图8

鳞柱交界，子宫颈表面粉红色区为鳞状上皮，子宫口上方红色部分为柱状上皮，两者之间界线分明（放大10倍）。

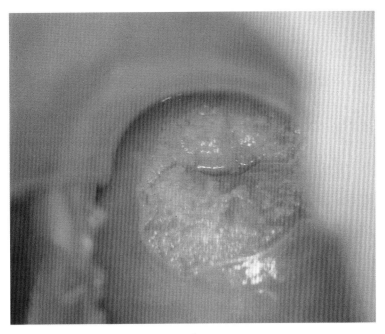

图9

鳞柱交界，糜烂面涂3%醋酸后，柱状上皮区迅速变白，呈"葡萄串"样改变，鳞状上皮区无此改变。鳞状上皮区与柱状上皮区之间有一条白色的线，该线为鳞状上皮的边缘，涂3%醋酸后边缘变白，形成白色分界线。

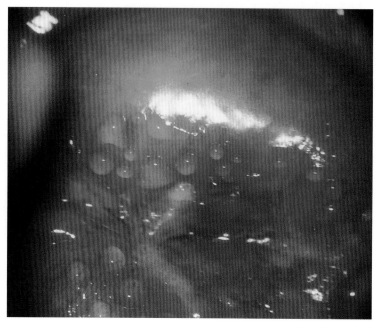

图10

淋巴滤泡，子宫颈表面的淋巴滤泡，子宫颈表面多个卵圆形突起，半透明状（放大16倍）。表面没有分支状血管，内容物稀薄，注意应与腺体囊肿相区别。

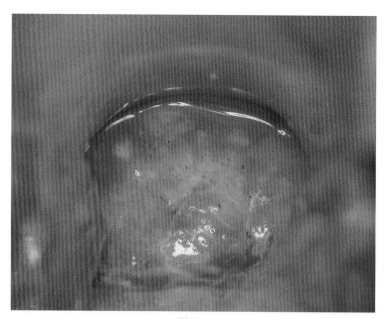

图11

腺体开口，子宫颈前唇可见多个圆形腺体开口，红色开口被稍呈白色的鳞状上皮包绕。腺体开口常出现在转换区，尤以慢性子宫颈炎时多见。11点处有一淡黄色区，为一闭锁的腺体开口，尚未形成潴留囊肿。

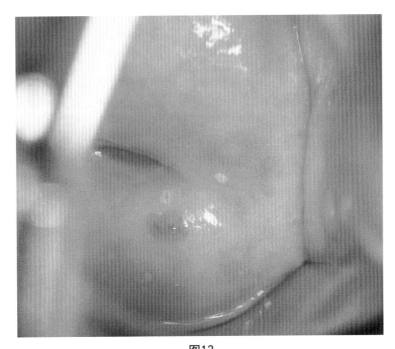

图12

腺体开口，子宫口右侧及右下方可见2个腺体开口，涂3%醋酸后开口周围鳞状上皮变白，呈白色嵴样隆起，状如"火山口"。

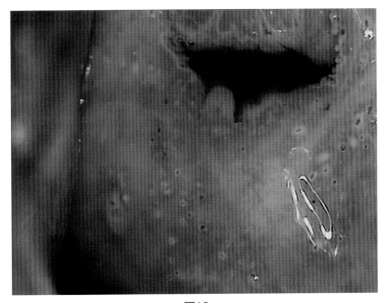

图13

腺体开口，Ⅱ型腺体开口。

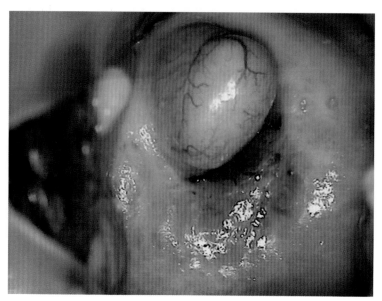

图14

子宫颈腺体囊肿，此为子宫颈前唇腺体囊肿，囊内充满灰白色黏液，表
面有血管。

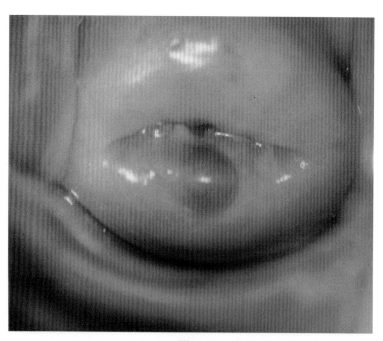

图15

子宫颈腺体囊肿，此为子宫颈后唇有一腺体囊肿突出，内容物呈青灰
色。此型囊肿常因囊内有少量出血，后血液被吸收，囊内黏液变混浊，
呈青灰色或紫褐色。

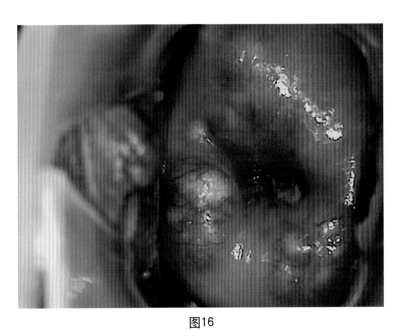

图16

子宫颈多发腺体囊肿。

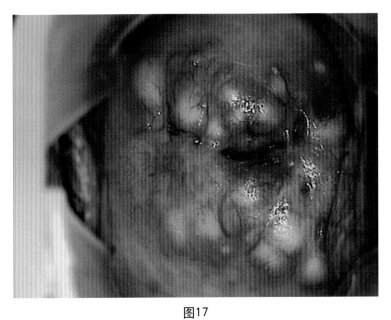

图17

子宫颈多发腺体囊肿。

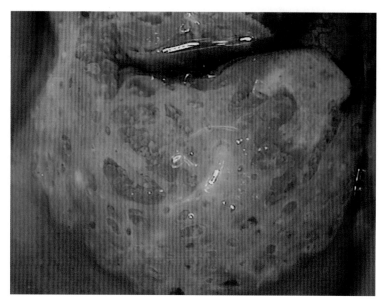

图18

柱状上皮岛，子宫颈后唇有多个被鳞状上皮包绕的柱状上皮区（柱状上皮岛）。涂3%醋酸后周围鳞状上皮水肿、变白，使界线更加清晰。

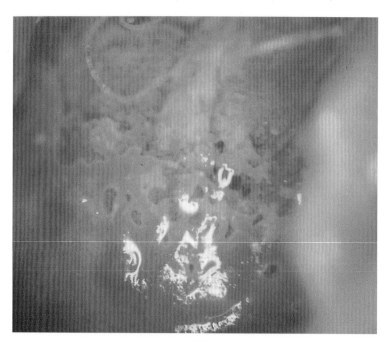

图19

柱状上皮岛，子宫颈后唇鳞柱交界区可见多个柱状上皮岛，呈圆形或椭圆形，周围被白色鳞状上皮包围，是慢性子宫颈炎修复过程中的一种表现。子宫口有一避孕环尾丝，表面覆有多量子宫颈黏液。

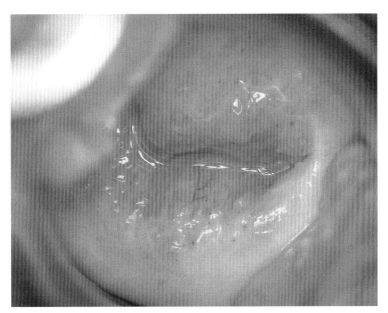

图20

树枝状血管，子宫颈后唇可见一树枝状血管，血管口径由粗变细，分支良好，属正常增生血管图像。子宫颈后唇鳞状上皮区可见数个腺体开口，子宫口处有透明黏液。

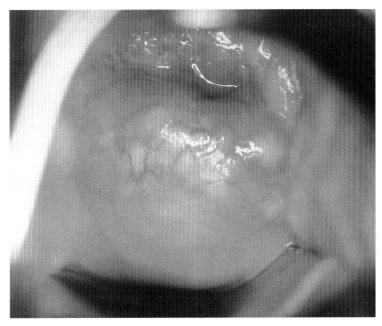

图21

树枝状血管，慢性子宫颈炎，子宫颈后唇血管增生，可见分支良好的树枝状血管，并有多个腺体囊肿，腺体囊肿呈圆形或椭圆形隆起，囊内充满淡黄色黏液，腺体囊肿表面及四周有细小血管分布。

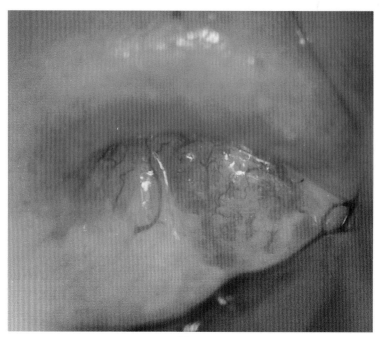

图22

分支差血管，子宫颈后唇可见数条无分支的血管，血管走行中管径由粗变细不明显，且分支极少，血管之最下端增粗并突然中断。

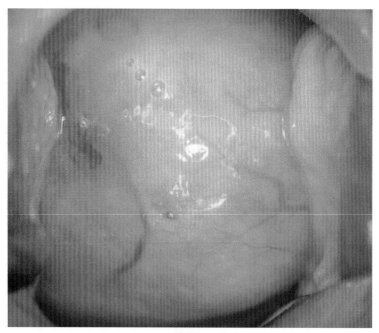

图23

粗大血管，图的左下方有一粗大血管，分支差，血管时隐时现，上下端管径相似，末端无分支而突然中断。多见于慢性子宫颈炎及晚期癌症时。

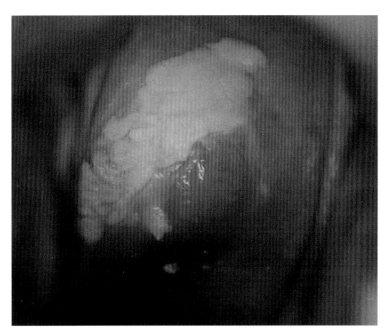

图24

子宫颈白斑，子宫颈前唇可见一片状白斑，周界清晰，高出于子宫颈表面，呈珍珠样白色，反光性好，附着牢固，不易擦掉。病理结果为子宫颈白斑。

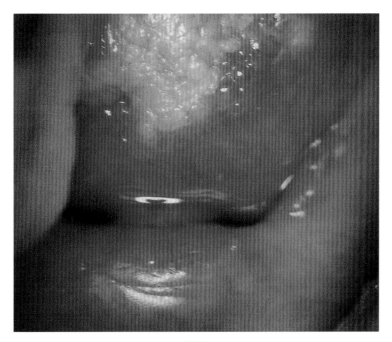

图25

子宫颈前唇块状白斑，由多个白色片状隆起融合而成，表面不平，白色反光性好，具有珍珠样光泽。病理结果为子宫颈白斑。

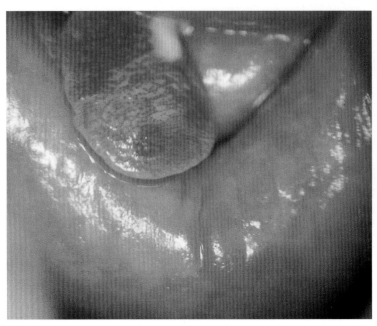

图26

镶嵌及白斑镶嵌，子宫口有一息肉，息肉上端为镶嵌，中段为白斑镶
嵌。病理结果为子宫颈息肉，组织增生活跃。

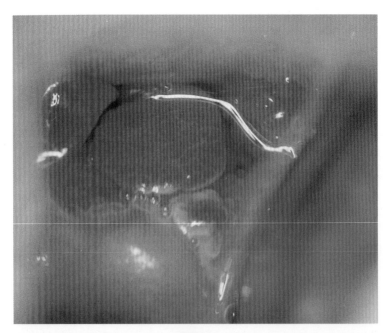

图27

反镶嵌，图中心部位可见由白色线条分隔成的红色区域。与镶嵌的红色
线条分隔相反，而是白色线条分隔，故名反镶嵌。此图像常见于急性炎
症或组织增生活跃时。

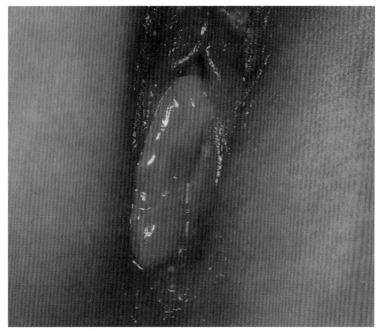

图28

幼女外阴，大阴唇未发育，皮肤薄，缺乏皱襞，双侧小阴唇发育差，未能完全覆盖阴道口，处女膜裸露，略显肥厚。

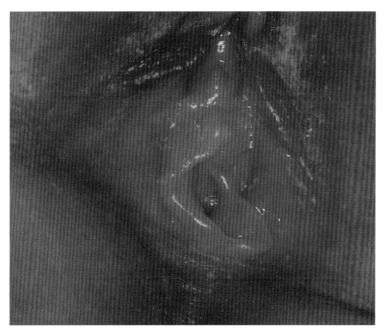

图29

幼女型外阴炎，外阴皮肤表面覆盖有白色分泌物，潮红，前庭黏膜充血，轻度水肿。

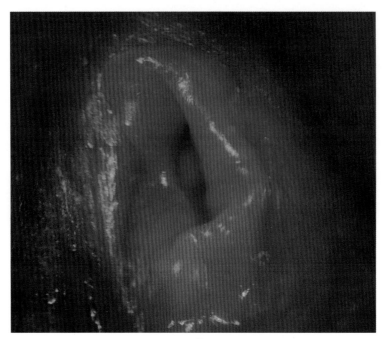

图30

幼女型外阴炎，上图为16倍放大，前庭黏膜充血明显，可见增生的分支状血管，处女膜肥厚、水肿。

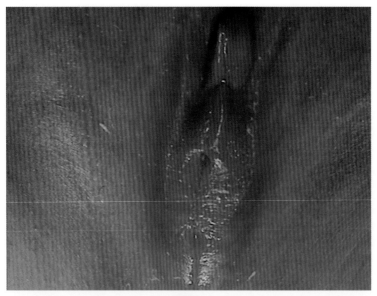

图31

小阴唇粘连，幼女型外阴炎引起小阴唇粘连。

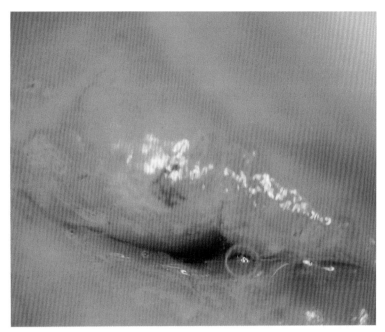

图32

育龄妇女排卵期子宫颈，子宫颈黏膜呈粉红色，厚实而富有弹性，子宫口呈横裂状，子宫口充满透明的黏液，并可见两个小气泡。

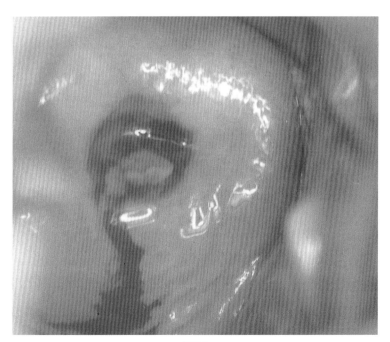

图33

育龄妇女月经期子宫颈，子宫颈表面光滑，鳞状上皮厚薄欠均匀，子宫口有经血流出，暗红色。

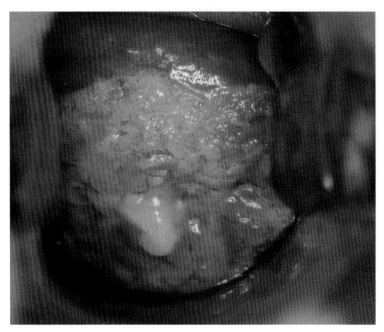

图34

妊娠期子宫颈，表面呈紫蓝色，子宫颈水肿，柱状上皮轻度外翻，子宫口被一淡灰色透明黏液栓阻塞。阴道黏膜肥厚，富于弹性，也呈紫蓝色改变。

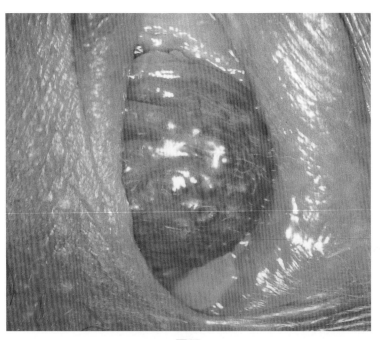

图35

妊娠期阴道，阴道前臂轻度膨出，阴道壁着色，皱襞肥厚、肿胀，可见曲张的血管。

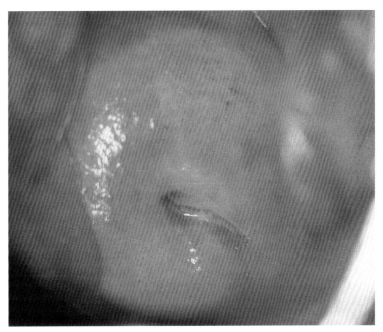

图36

绝经前期子宫颈，子宫颈黏膜变薄且厚薄不均，粉红色的鳞状上皮未能将子宫颈表面完全覆盖，部分显露出淡红色背景，呈"融雪"状改变。是雌激素水平开始低落的表现。

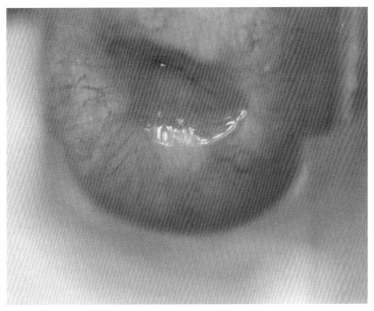

图37

绝经期子宫颈，子宫颈黏膜变薄，厚薄不均，可见大量分支状血管裸露，并可见数个闭锁，但逐渐萎缩的淡黄色腺体囊肿。

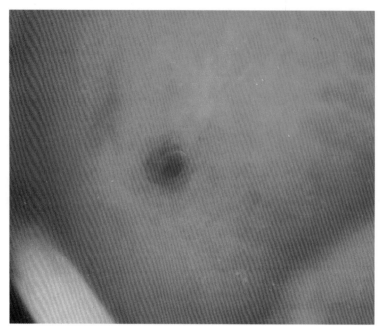

图38

绝经期子宫颈，子宫颈表面鳞状上皮变薄，鳞柱交界退缩入子宫颈管内，子宫口挛缩。

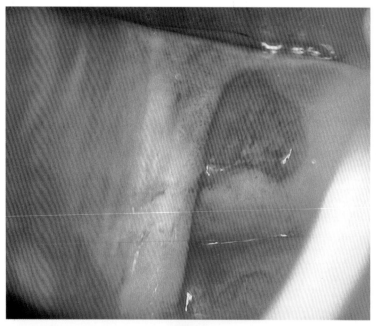

图39

绝经后期子宫颈，穹隆部狭窄挛缩，弹性差，可见黏膜下出血点。子宫颈前唇出现一鳞状上皮缺损区，暴露出红色黏膜下组织，表面布满细微红色血管。

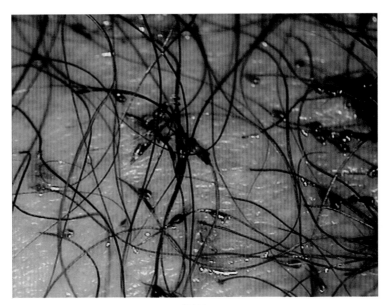

图40

阴虱，寄生在阴毛上，呈黑褐色。

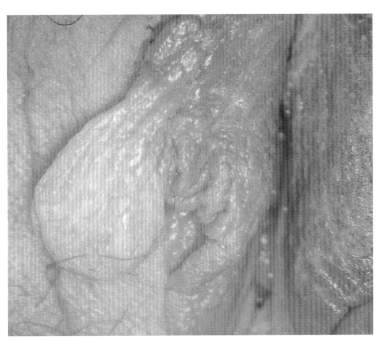

图41

外阴皮赘，右小阴唇突出一赘生物，表面被覆正常鳞状上皮，有细蒂与小阴唇相连，质地较软，无压痛及硬结，一般无任何症状，过大时影响活动。

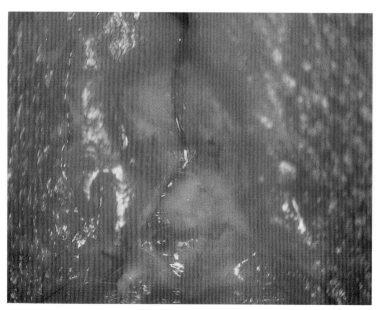

图42

梅毒，患者27岁，足月产后4 d，丈夫患有梅毒，外阴部发现溃疡月余，血清康华反应阳性，外阴部有椭圆形表浅溃疡，境界清晰，基底平坦，表面覆盖一层灰白色膜状物。

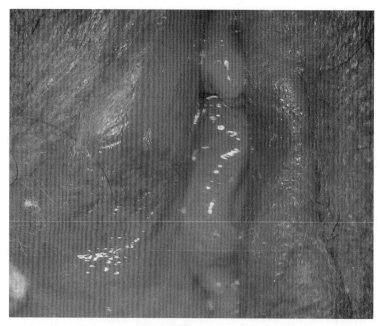

图43

梅毒，病灶位于小阴唇内侧，表面平整、洁净，色泽紫红，如鲜肉状，近边缘处有毛细血管增生，基底部较硬，又称硬下疳。丈夫患有梅毒，本人血清康华反应阳性。

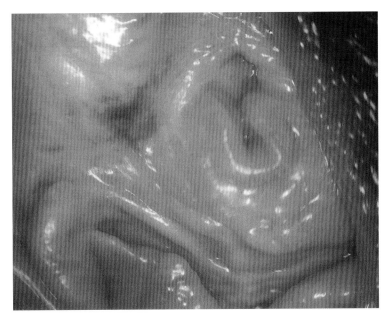

图44

外阴黑色素瘤，尿道外口右侧可见一片状色素沉着区，呈棕褐色，瘤灶表面平坦，不突出黏膜表面，病变区边缘不整，参差不齐，有伪足样外伸，周围可见散在的子灶。此型应注意恶变的可能。病理结果为外阴黑色素瘤，细胞增生活跃。

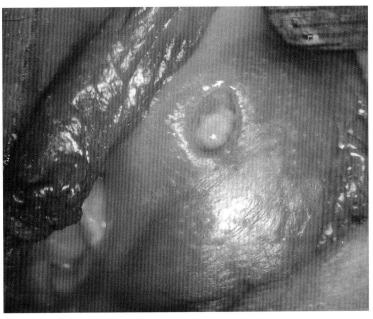

图45

小阴唇内侧溃疡，椭圆形，表浅，边缘清晰、锐利，基底平坦，覆有脓膜。病理结果为小阴唇非特异性炎症。

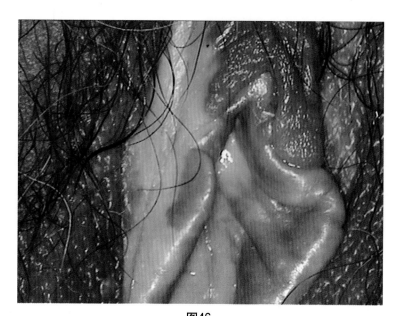

图46

外阴鳞状上皮增生，外阴上皮增厚，部分色素减退。

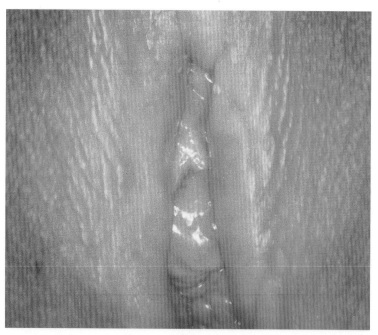

图47

外阴硬化型苔藓，皮肤黏膜变白、变薄，大小阴唇、阴蒂萎缩，尤以阴蒂和小阴唇萎缩明显，黏膜展平，弹性差。

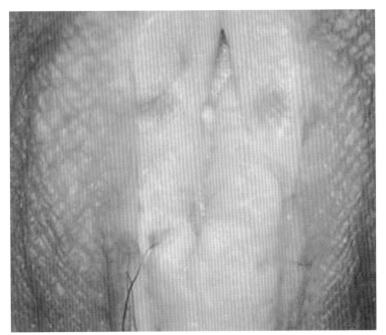

图48

硬化型苔藓合并鳞状上皮增生，大阴唇皮肤增厚、角化，小阴唇变白、展平、弹性差，部分部位有上皮缺损。

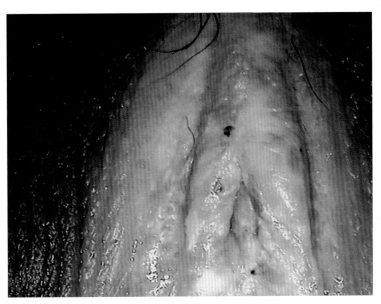

图49

硬化型苔藓合并鳞状上皮增生。

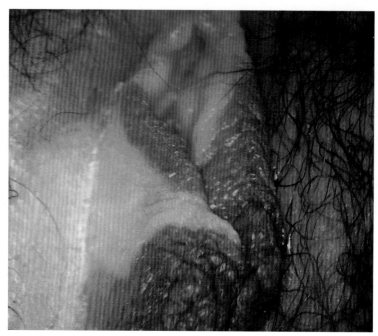

图50

外阴白癜风,小阴唇皮肤弹性正常,部分皮肤色素消退,与正常皮肤界线清楚,皮肤细腻、光泽度好。

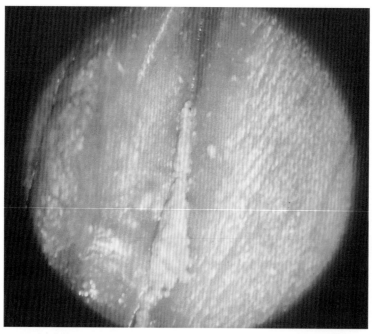

图51

外阴尖锐湿疣,位于阴唇间沟处,呈鸡冠状。病理结果为外阴尖锐湿疣。

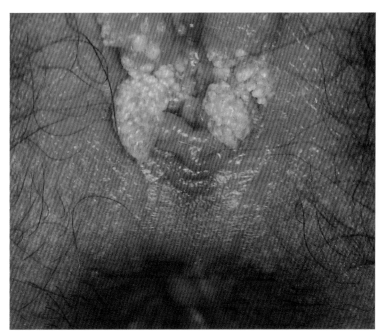

图52

后联合处尖锐湿疣，呈菜花状，表面角化、增厚。此种类型尖锐湿疣表面角化明显，组织较韧，触之不易出血。病理结果为尖锐湿疣。

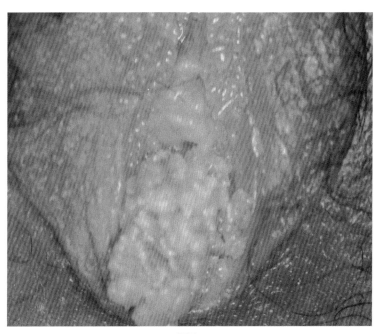

图53

后联合处尖锐湿疣，呈菜花状向外突出，基底部较宽。其上方两侧呈指状形向外突出，是尖锐湿疣较早期的阴道镜图像。

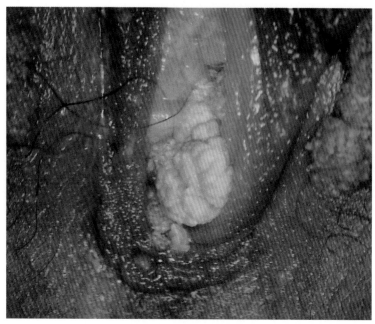

图54

后联合处尖锐湿疣,表面角化,呈菜花状向外突出,基底较宽,表面呈粉红色,分叉现象不明显。病理结果为尖锐湿疣。

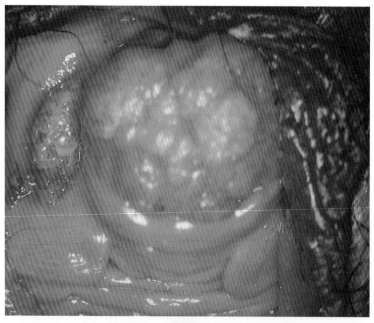

图55

尿道外口尖锐湿疣,尿道外口及其右侧均可见菜花状尖锐湿疣。位于尿道侧窝处的病灶伴有轻度感染、坏死,有小片状出血灶,阴道黏膜也有点片状出血。

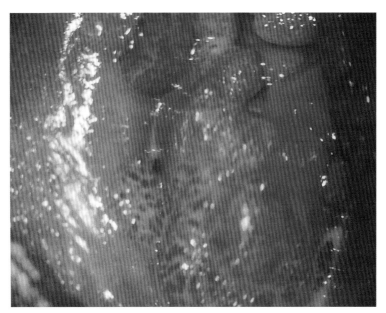

图56

外阴尖锐湿疣伴感染，阴道黏膜呈急性充血改变，湿疣表面可见白色线条分割成的小片状红色区，即反镶嵌图像。病灶右下方覆盖有黄色脓性分泌物。

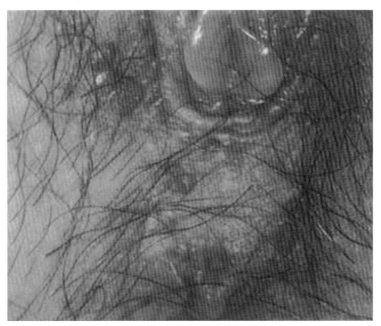

图57

外阴乳头状瘤，外阴部散在分布多个圆形突起物，周界清楚，表面黑褐色，基底部较宽，表面有细密的小乳头状突起。病理结果为外阴乳头状瘤。

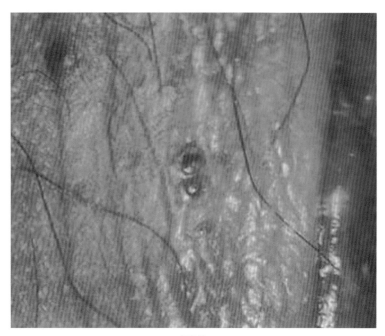

图58

外阴血管瘤，外阴部可见紫红色圆形突起，与皮肤界线清晰。病理结果
为外阴血管瘤。

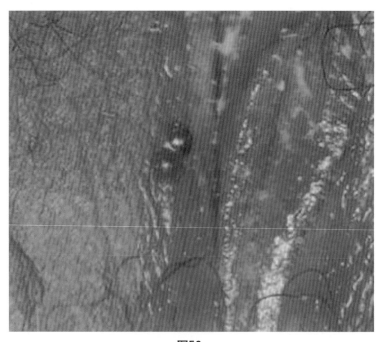

图59

外阴血管瘤，呈紫红色圆形隆起，部分可见扩张的血管，张力较大，压
之褪色。病理结果为外阴血管瘤。

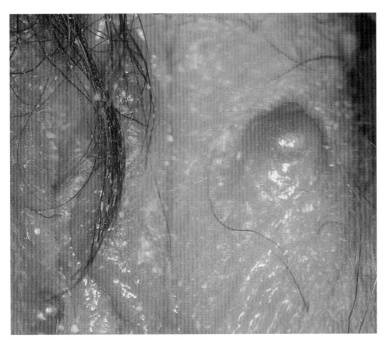

图60

外阴血管瘤，局部放大图像呈圆形或椭圆形，明显突出皮肤表面，内容物为紫红色血液。

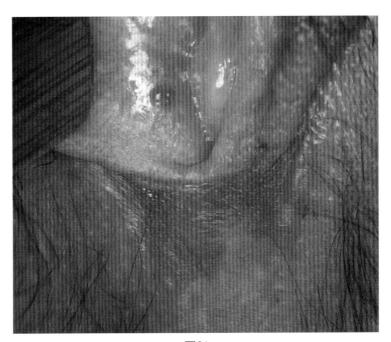

图61

小阴唇内侧血管瘤，右侧小阴唇黏膜表面，突出三个紫红色圆形小血管瘤，压之褪色。

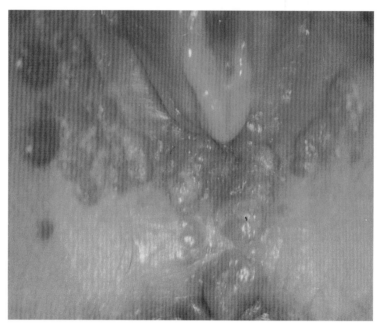

图62

外阴鳞状上皮内瘤变（鲍恩病），外阴可见多个不规则形突起物，棕褐色，表面不平，但没有细密的小乳头，病灶可单独存在，也可互相融合。病理结果为外阴鲍恩病。

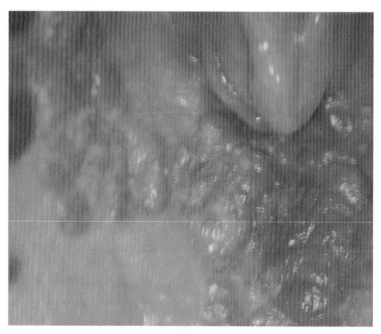

图63

图62的16倍放大图像。病灶互相融合在一起，表面凹凸不平，表皮角化不明显，与周围正常皮肤分界清晰。

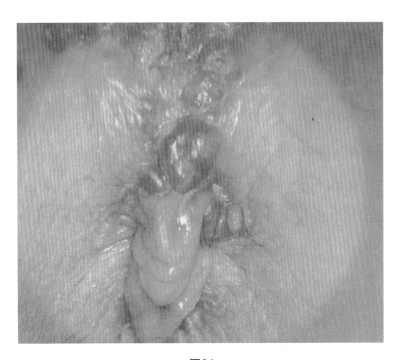

图64

外阴鳞状上皮内瘤变（鲍恩病），累及肛门周围，肛门12点处有一哨兵痔，肛周皮肤被病灶累及。

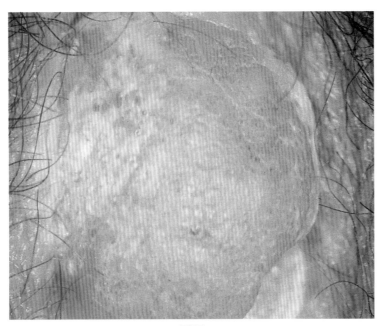

图65

外阴癌，肿瘤位于阴蒂部，肿物呈圆形突出，表面尚光滑，病灶左侧上皮角化明显，部分溃破。病理结果为高分化鳞状上皮细胞癌。

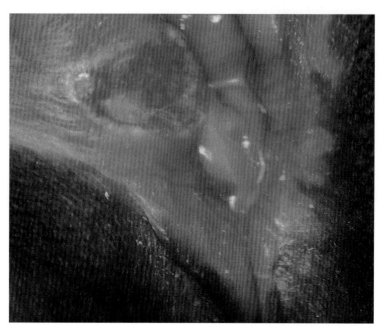

图66

小阴唇内侧癌性溃疡，周界清晰，边缘锐利，基底部平坦、色红，伴点状血管增生，表面覆盖一层黄色脓膜。病理结果为外阴鳞状上皮细胞癌。

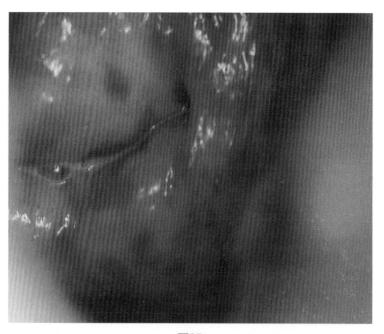

图67

滴虫阴道炎，阴道壁充血、潮红，阴道壁表面有散在小片状出血斑，阴道内有黄色、稀薄、脓性、带气泡的分泌物。

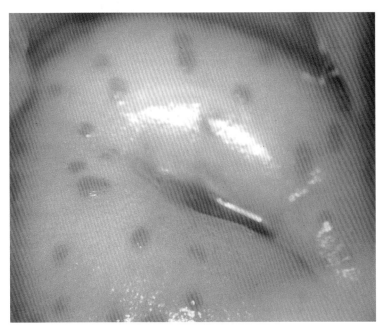

图68

滴虫阴道炎，图67的16倍放大图像，子宫颈表面散在分布多个黏膜下出血红斑，子宫颈管内有一红色小息肉，尚未突出子宫口。

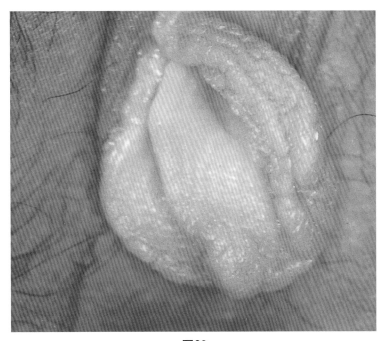

图69

处女膜肥厚，处女膜明显增长、肥厚，脱出于阴道口之外，处女膜呈粉红色，质软，边缘部皱褶较多。

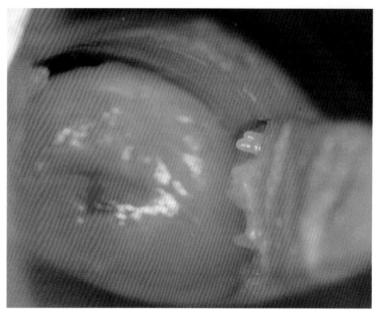

图70

阴道黏膜慢性炎症增生，阴道黏膜呈指状突出，粉红色，表面光滑，顶端圆形，无分支。注意：此种阴道黏膜炎性增生改变极易误诊为尖锐湿疣。病理结果为阴道黏膜慢性炎症增生。

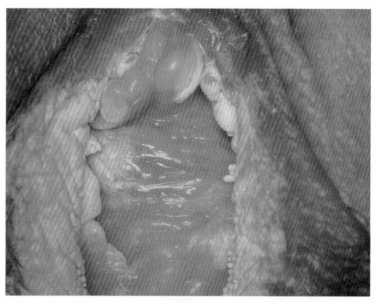

图71

阴道黏膜慢性炎症增生，图70病变局部涂三氯醋酸后，指状突出的黏膜呈白色凝固状，顶端圆形，无分支。其他小乳头状增生的黏膜，涂三氯醋酸后呈白色小乳头状，顶端圆形光滑。注意：尖锐湿疣涂三氯醋酸后呈毛刺状改变。

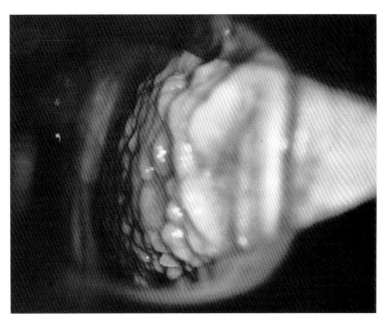

图72

阴道黏膜慢性炎症增生，阴道侧壁可见多个圆形乳头状突出，黏膜肥厚，表面光滑，粉红色，弹性好，基底部较宽。病理结果为阴道黏膜慢性炎症增生。

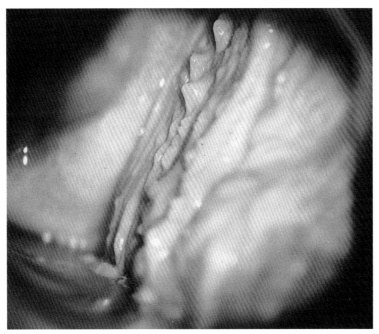

图73

阴道黏膜慢性炎症增生，阴道侧壁黏膜呈犬牙状突起，顶端尖，基底宽，表面光滑，色泽正常。病理结果为阴道黏膜慢性炎症增生。

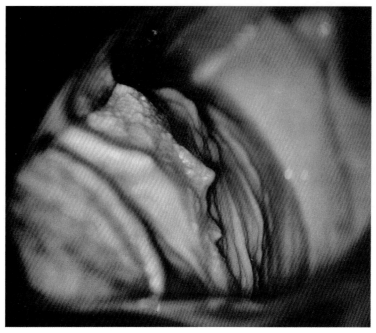

图74

阴道黏膜慢性炎症增生，顶端尖，基底较宽，黏膜表面光滑，色泽正常。注意与尖锐湿疣相鉴别。

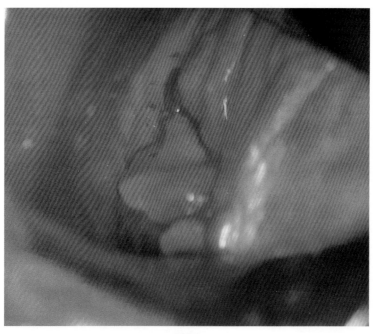

图75

阴道壁息肉，阴道侧壁黏膜潮红，呈舌状突出一息肉，红色，有光泽，质柔软，触之易出血。病理结果为阴道壁息肉。

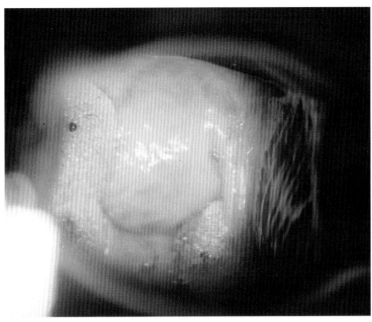

图76

阴道壁尖锐湿疣，地毯型，呈白色片状分布，略突出于阴道表面，表面布满刺状突起，易出血。涂3%醋酸后，表面水肿变白，状如珊瑚。病理结果为尖锐湿疣。

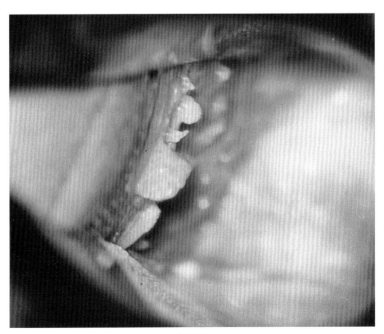

图77

阴道壁尖锐湿疣，位于处女膜处，呈刺状突出，表面白色，质脆。注意与指状阴道黏膜慢性炎症增生相鉴别。病理结果为尖锐湿疣。

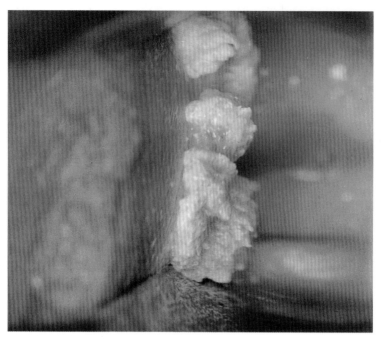

图78

阴道壁尖锐湿疣，位于阴道侧壁，呈菜花状突出，基底宽，表面高低不平，顶端呈尖刺状，质脆。病理结果为阴道尖锐湿疣。

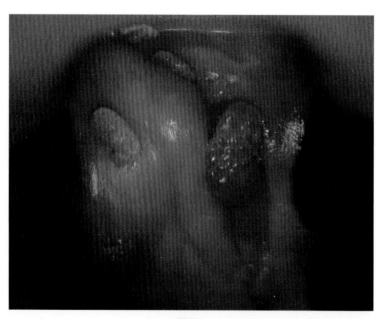

图79

阴道成形术后，先天性无阴道患者行阴道成形及植入皮肤术后5年，成活的皮肤表面突出多个菜花状物。其中一个表面布满点状血管，呈杨梅状。病理结果为尖锐湿疣。

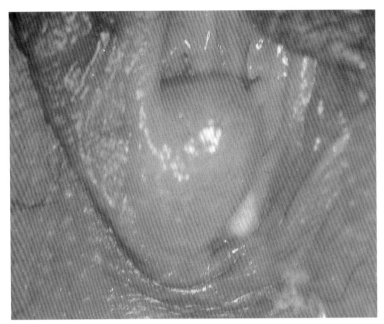

图80

阴道壁囊肿，位于阴道后壁近阴道口处，表面被覆的阴道黏膜略显变薄，隐约可见囊内灰白色内容物，囊壁表面可见细小分支状血管。病理结果为阴道壁囊肿。

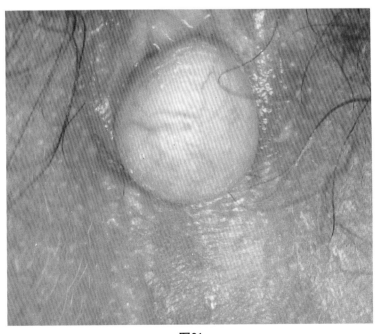

图81

带蒂的阴道壁囊肿，囊肿自阴道口脱出，有一细蒂与阴道后壁相连，囊壁较厚，表面可见粗大血管。病理结果为阴道壁囊肿。

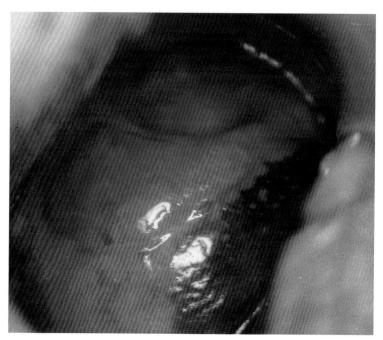

图82

阴道腺病，涂碘液后正常阴道黏膜被染成棕褐色，阴道腺病部位不着色。

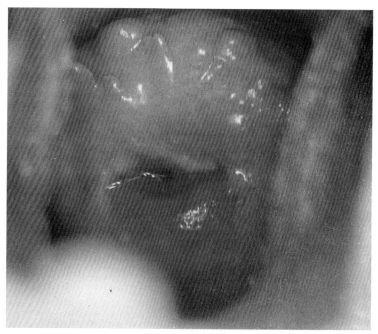

图83

子宫颈部位的阴道腺病，病灶尚未穿透子宫颈黏膜，子宫颈表面可见多个圆形突起，状如鸡冠。病理结果为子宫颈部位阴道腺病。

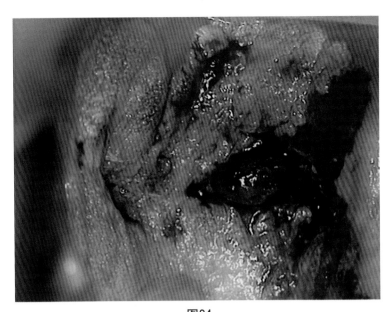

图84

阴道癌，子宫颈癌术后复发，阴道壁组织增生出血。

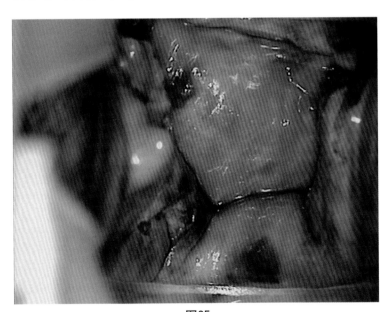

图85

阴道恶性黑色素瘤，阴道右侧壁肿物溃破，病理结果为恶性黑色素瘤，阴道后壁恶性黑色素瘤。

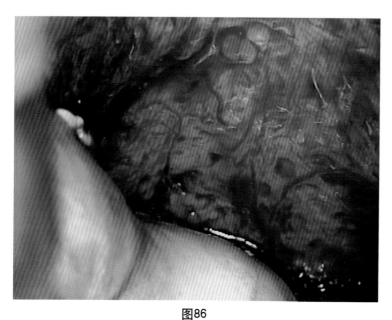

图86

阴道癌，阴道壁肿瘤组织突出，表面血管增生活跃。

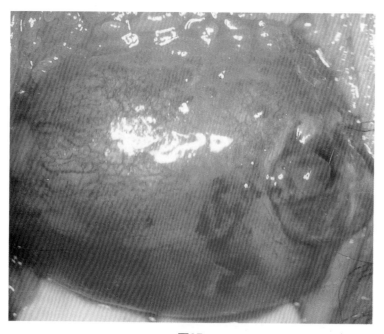

图87

阴道壁绒毛膜癌转移灶，阴道前壁突出一紫色结节，阴道黏膜血管增生明显，呈树枝状或网状分布，病灶右侧有一溃破口，癌组织突出并伴有新鲜出血。

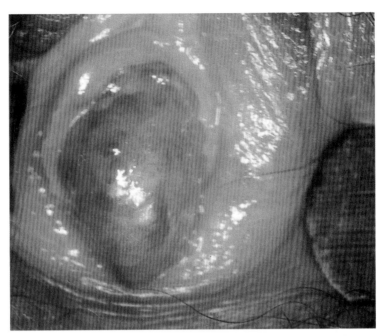

图88

绒毛膜癌阴道转移结节已溃破，此为阴道前壁的转移结节，向阴道口外突出，病灶内容物自破口处向外突出，表面呈紫蓝色。

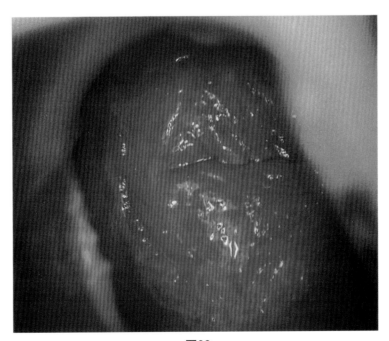

图89

急性子宫颈炎，子宫颈呈急性充血状，子宫颈黏膜潮红、水肿，相当于11点处，可见增生的分支状血管，后唇表面覆盖一层脓性分泌物。

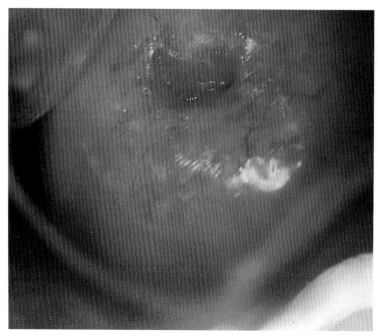

图90

慢性子宫颈炎，子宫口周围散在分布一些红色区域未被鳞状上皮完全覆盖，后唇可见粗大血管及树枝状血管，并可见两个黄色腺肿囊肿。

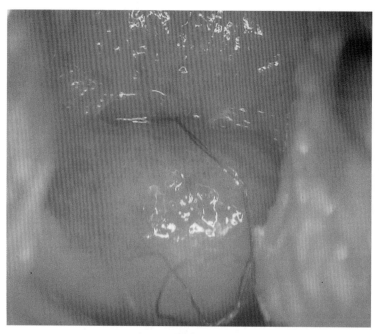

图91

慢性子宫颈炎，子宫颈肥大，前唇为柱状上皮，后唇覆盖有一层薄薄的鳞状上皮，子宫口横"一"字形，有一子宫内节育器尾丝脱出。

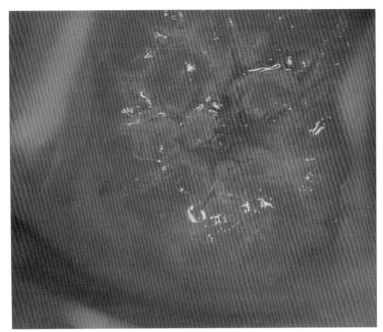

图92

慢性子宫颈炎，乳头型，子宫颈表面可见多个乳头状突起，表面被覆鲜红色柱状上皮，乳头之间有较深的间隙，子宫口及间隙内充满透明黏液。

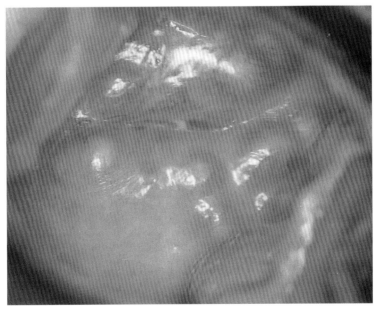

图93

慢性子宫颈炎，子宫颈肥大，表面布满多个淡黄色腺体囊肿，腺体囊肿表面血管呈放射状分布。前唇左侧一腺体囊肿已突出子宫颈表面，壁薄，内容物青灰色。

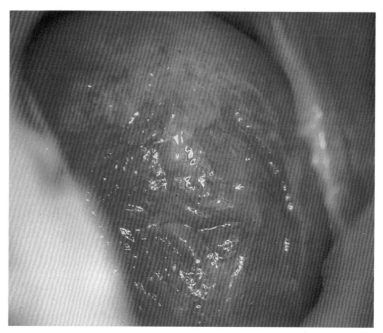

图94

慢性子宫颈炎修复期，子宫颈呈重度糜烂状，糜烂面散在分布有分支状血管，子宫颈前唇自鳞状上皮边缘向糜烂面伸出一不规则片状新生鳞状上皮，白色，菲薄。

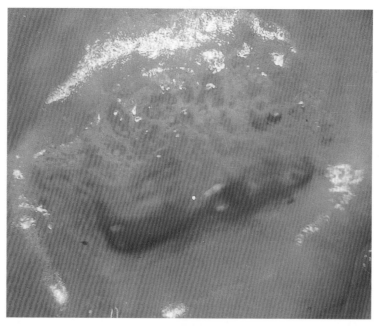

图95

慢性子宫颈炎修复期，子宫颈前唇表面出现白色网状鳞状上皮索，但彼此尚未完全融合，残存有点、片状柱状上皮区，即所谓柱状上皮岛。

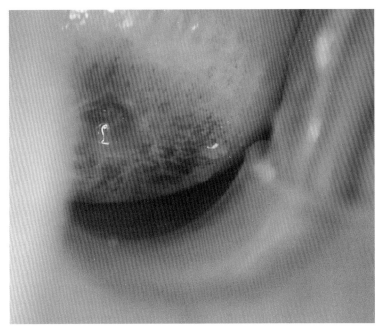

图96

波姆光治疗后子宫颈，子宫颈表面已变光滑，子宫口外围出现一环状白色新生鳞状上皮区，近子宫口处还未被鳞状上皮完全覆盖，局部组织反应尚未完全消退，表面有渗出、出血。

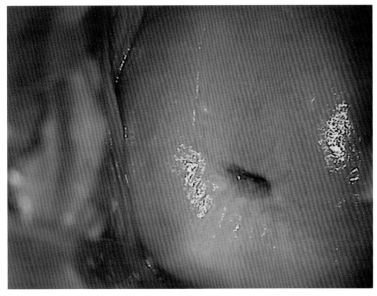

图97

LEEP锥切后子宫颈，子宫颈表面恢复正常。

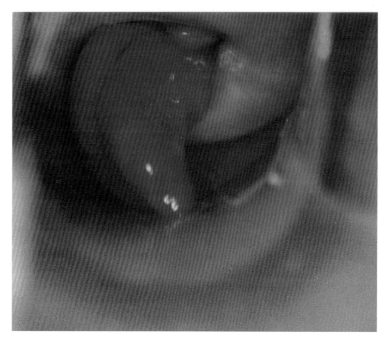

图98

子宫颈息肉，子宫颈表面光滑，子宫口松开，自子宫口内突出一分叶状息肉，顶端尖而蒂较宽，色鲜红，其根部尚可看到一个未全脱出的息肉顶端。

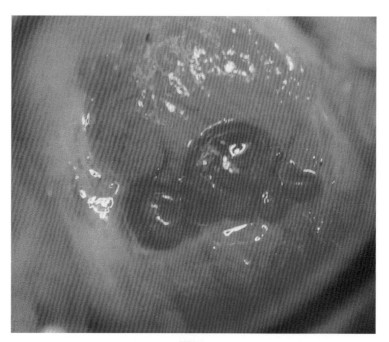

图99

丛状子宫颈息肉，子宫颈呈糜烂状，自子宫口内呈丛状生长出一簇小息肉，蒂短而宽，鲜红色，此种类型息肉质极软，易出血。

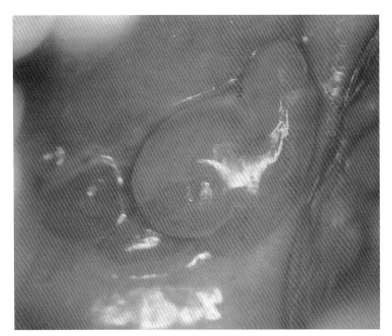

图100

被覆鳞状上皮型子宫颈息肉，自子宫口突出一丛息肉，右侧一圆形息肉
表面被覆鳞状上皮，顶端有一鳞状上皮缺损区，表面光滑、粉红色。其
左侧为一个红色表面被覆柱状上皮的息肉。

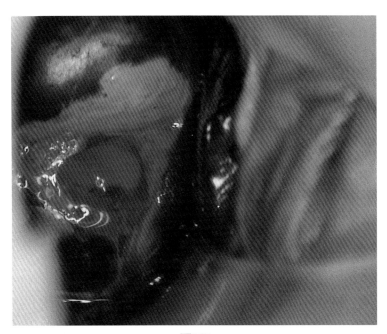

图101

碘试验阴性，子宫颈息肉涂碘液后表面不着色，其周围的糜烂面也不着
色，前唇12点处有一椭圆形青灰色突起区，为一潴留囊肿。

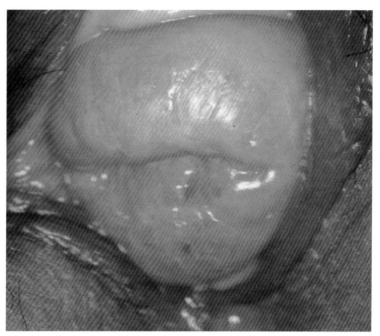

图102

子宫颈角化上皮，子宫颈脱垂患者，由于长期摩擦，表面上皮角化、增
厚、变白，刮片行脱落细胞检查，巴氏染色见大量超角化细胞。

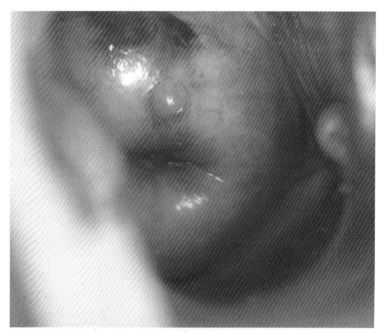

图103

子宫颈囊肿，子宫颈表面突出一囊性肿物，内容物清亮，周界清晰，囊
壁表面及周围无增生的血管。

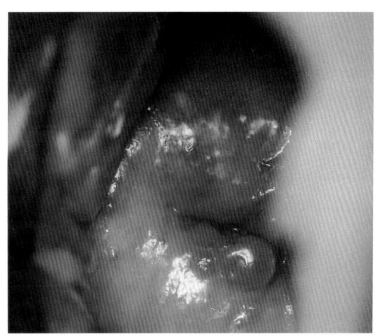

图104

子宫颈囊肿，子宫颈后唇12点处突出一囊性肿物，囊壁极薄，内容物清亮，周围为正常子宫颈黏膜。

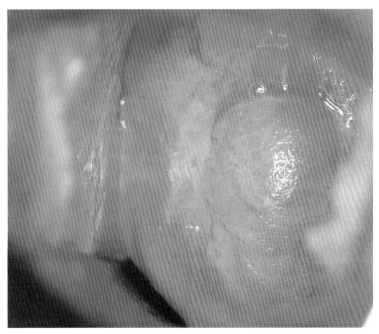

图105

子宫颈黏膜下肌瘤，子宫颈明显肥大，自子宫颈后唇向子宫颈管突出一圆形肿物，基底部较宽，表面光滑，上被覆一层柱状上皮。

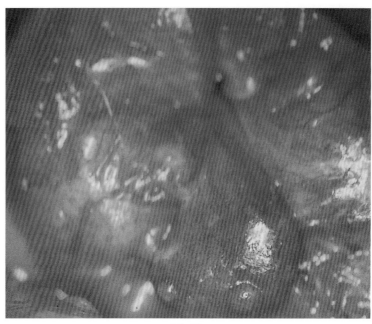

图106

带蒂的子宫颈黏膜下肌瘤，子宫口脱出的红色肿物，蒂细而长，肿物表面布满点状和螺旋状血管，肿物顶端突出两个子瘤结节，质硬。病理结果为黏膜下肌瘤。

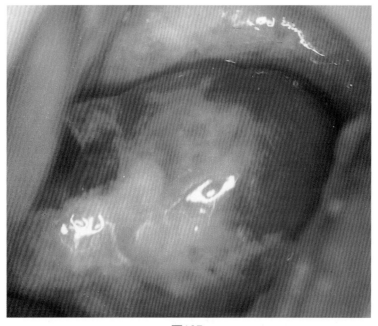

图107

子宫颈黏膜下肌瘤分娩，子宫颈前唇表面光滑，自子宫口内脱出一红色肿物，表面光滑，上附着一层白色膜状物，瘤蒂较宽，位于子宫颈管之内。

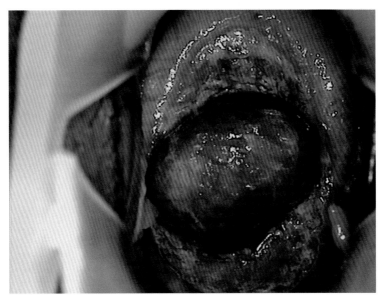

图108

子宫颈黏膜下肌瘤，子宫口开，子宫颈管内突出一肿物，为带蒂的子宫颈黏膜下肌瘤。

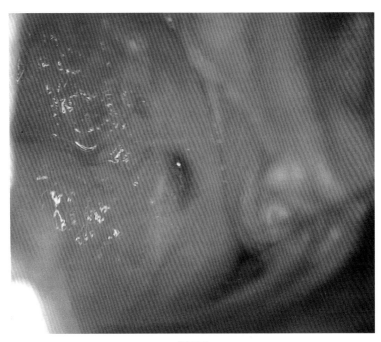

图109

子宫颈蓝痣，子宫颈呈中度糜烂状，子宫颈侧方有一蓝褐色长圆形突起，表面光滑，周界欠清晰，色泽比黑色素瘤浅淡。

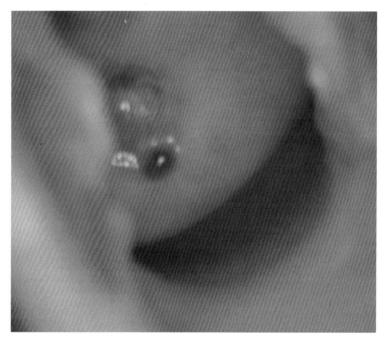

图110

子宫颈后唇小血管瘤，子宫颈表面光滑，呈粉红色，子宫颈后唇有一暗
红色突起物，表面光滑，呈穹形隆起，周界尚清晰，内容物为血液。

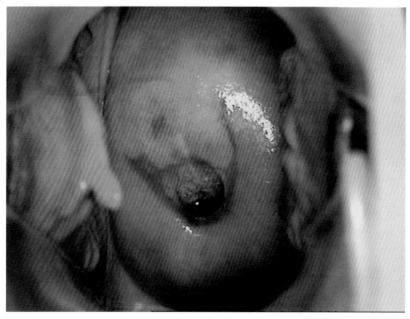

图111

子宫内膜异位。

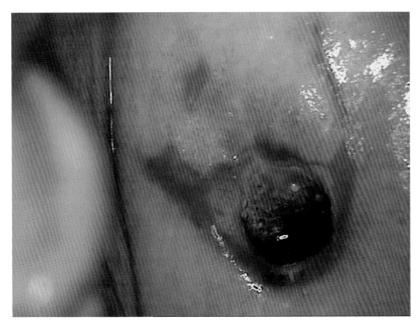

图112

子宫内膜异位。

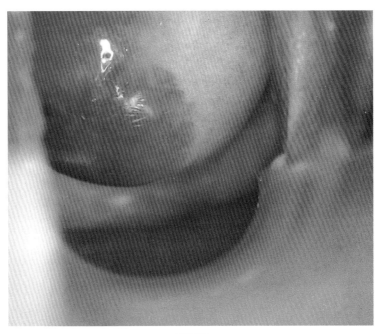

图113

子宫颈后唇网状血管瘤，子宫颈肥大，黏膜光滑，后唇黏膜下可见大片网状血管，边界不规则，呈紫红色，压之褪色。

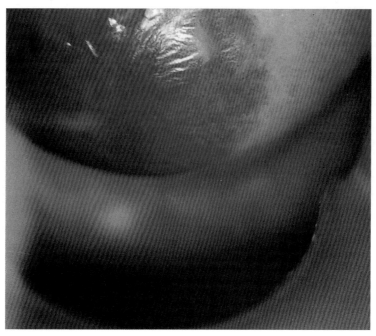

图114

子宫颈后唇网状血管瘤，图113的16倍放大图像，子宫颈后唇可见一紫红色区域，系由毛细血管网组成，边界不甚规则，表面光滑，压之褪色。

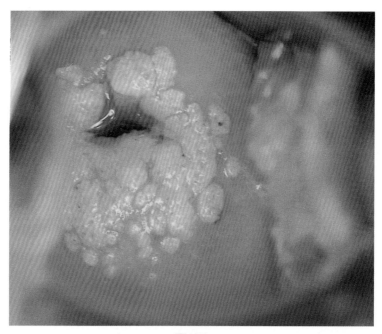

图115

子宫颈尖锐湿疣，子宫颈表面光滑，子宫口周围突出多个小菜花状物，高于子宫颈表面，白色，反光性好，质脆，触之易出血。病理结果为尖锐湿疣。

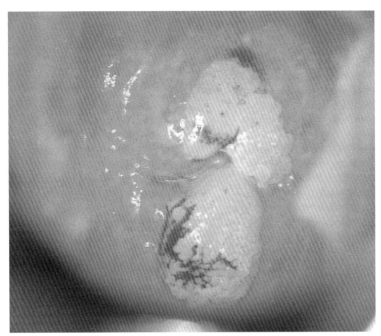

图116

子宫颈尖锐湿疣，位于子宫口及子宫颈后唇，呈菜花状突出，涂3%醋酸后局部变白，呈雪塑状，质脆，易出血。病理结果为尖锐湿疣。

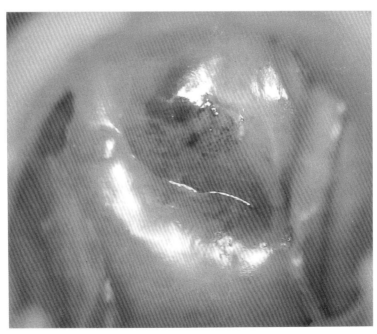

图117

子宫颈恶性黑色素瘤，位于子宫颈前唇和侧唇，呈深黑色，周界清晰，边周呈卫星状分布多个子灶。病理结果为恶性黑色素瘤。

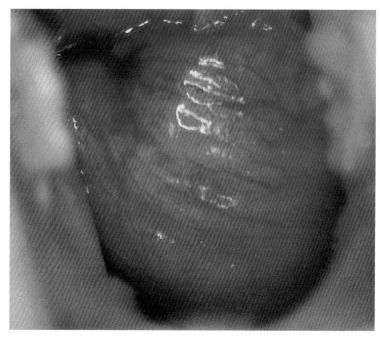

图118

子宫颈肉瘤，子宫颈原形消失，子宫颈后唇突出一肿物，橘黄色，表面光滑，有粗大血管，组织质脆，子宫口处有活动性出血。病理结果为子宫颈肉瘤。

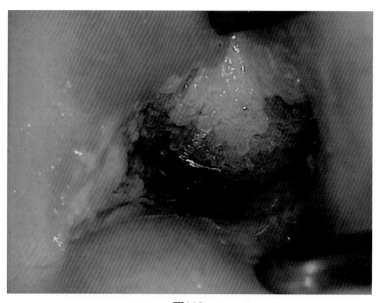

图119

高度上皮内病变，子宫颈表面有厚重的白色上皮，病理结果为CINⅢ级。

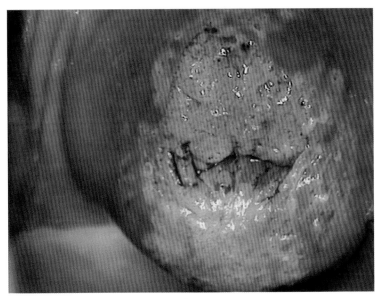

图120

高度上皮内病变，子宫颈表面有厚重的白色上皮及Ⅲ型腺体开口，病理结果为CINⅢ级。

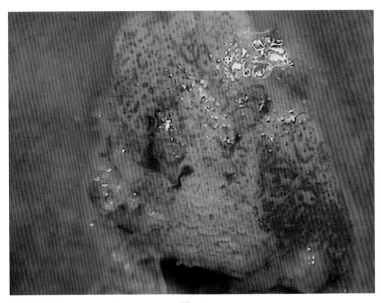

图121

子宫颈癌，表面可见乳头状改变，伴有大量点状血管。

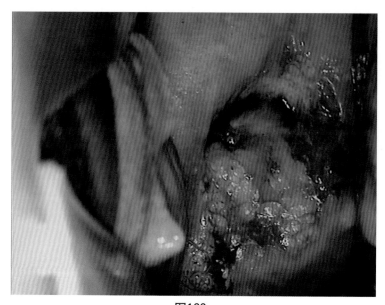

图122

子宫颈癌，子宫颈后唇组织明显增生伴出血。

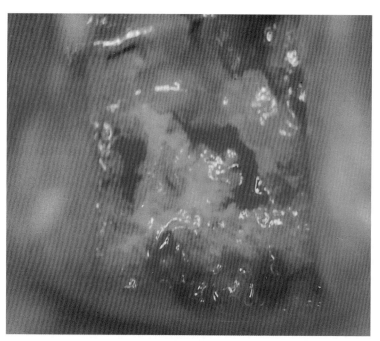

图123

子宫颈癌，子宫颈外形消失，肿瘤呈橘黄色，半透明状，系典型猪油样改变，病灶表面高低不平，下方可见陈旧性出血。病理结果为子宫颈鳞状上皮细胞癌。

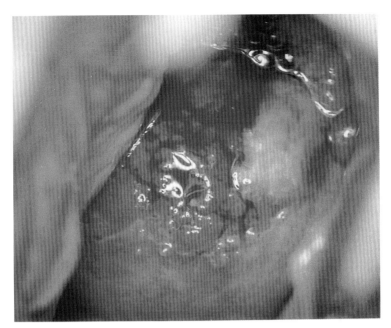

图124

子宫颈癌，子宫颈增大、变形，癌灶与正常子宫颈黏膜交界处形成锐利的锯齿形边缘，病变组织水肿、质软，呈橘黄色改变，极易出血。右侧附着一白色膜状物，状如猪油，常被称之为猪油样改变，是晚期子宫颈癌的一种阴道镜图像。

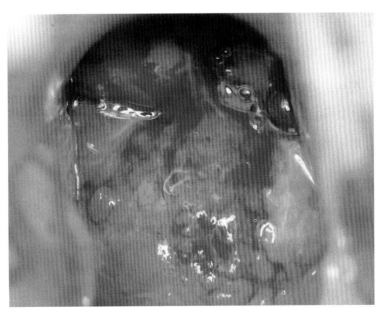

图125

子宫颈癌，子宫颈呈菜花状增生，表面高低不平，可见多个乳头状突起，背景橘黄色，有两片猪油样改变，并伴陈旧性出血和新鲜出血。

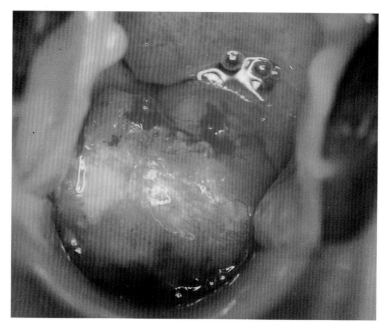

图126

子宫颈癌，子宫颈外形明显增大，子宫颈前唇结节状，表面尚光滑，子宫颈后唇血管增生，有一溃疡面，边缘锐利，高低不平，伴新鲜出血，子宫颈8点处有一块状白斑。

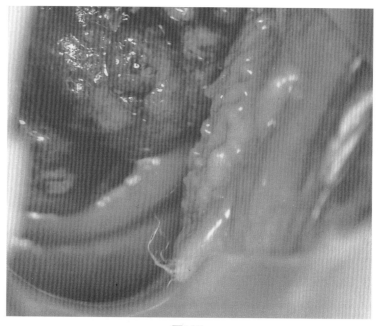

图127

溃疡型子宫颈癌，癌灶周围有锐利的边缘，癌组织向子宫颈深入侵蚀生长，向内凹陷，伴有新鲜出血。

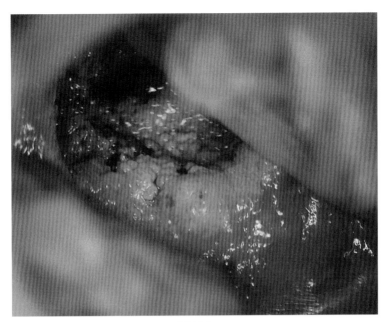

图128

空洞型子宫颈癌，子宫颈完全变形，癌组织呈挖掘状向组织深部破坏性生长，癌组织缺血、水肿，呈透明葡萄状，也称玻璃样变，癌肿周围有陈旧性出血。

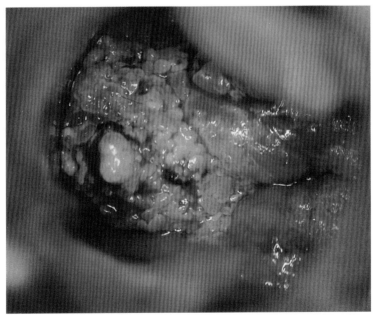

图129

子宫颈癌，玻璃样改变，可见多个半透明疱状突起，质极脆，易出血。伴有感染坏死和大量水样分泌物，癌灶表面覆盖一层灰绿色坏死薄膜及紫褐色凝血块。

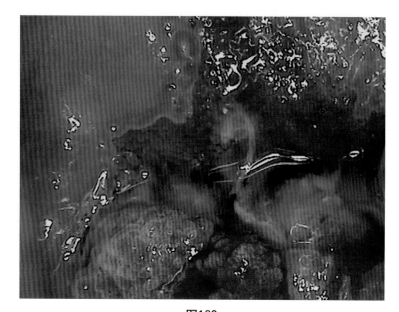

图130

子宫颈癌，子宫颈后唇突出肿物，表面高低不平，血管增生明显。

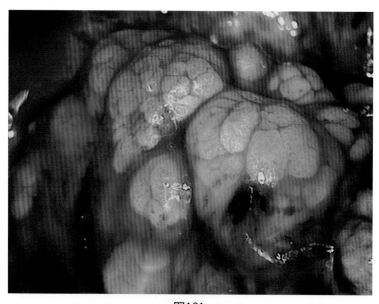

图131

子宫颈腺癌，子宫颈明显增大变形，有多个乳头状突起，突起部可见点状血管，病理结果为子宫颈腺癌。

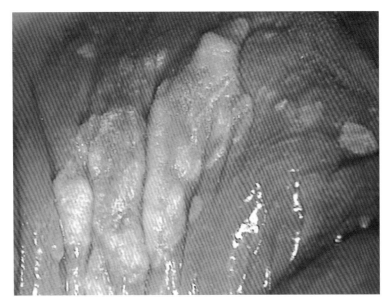

图132

阴道壁白斑。

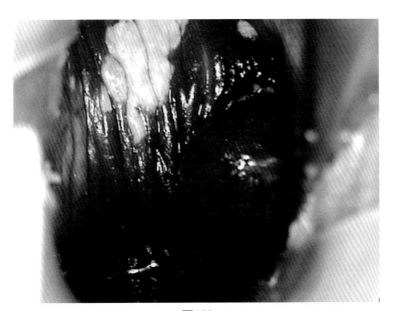

图133

阴道壁白斑，碘试验不着色。